Good Year Publisher

U0931687

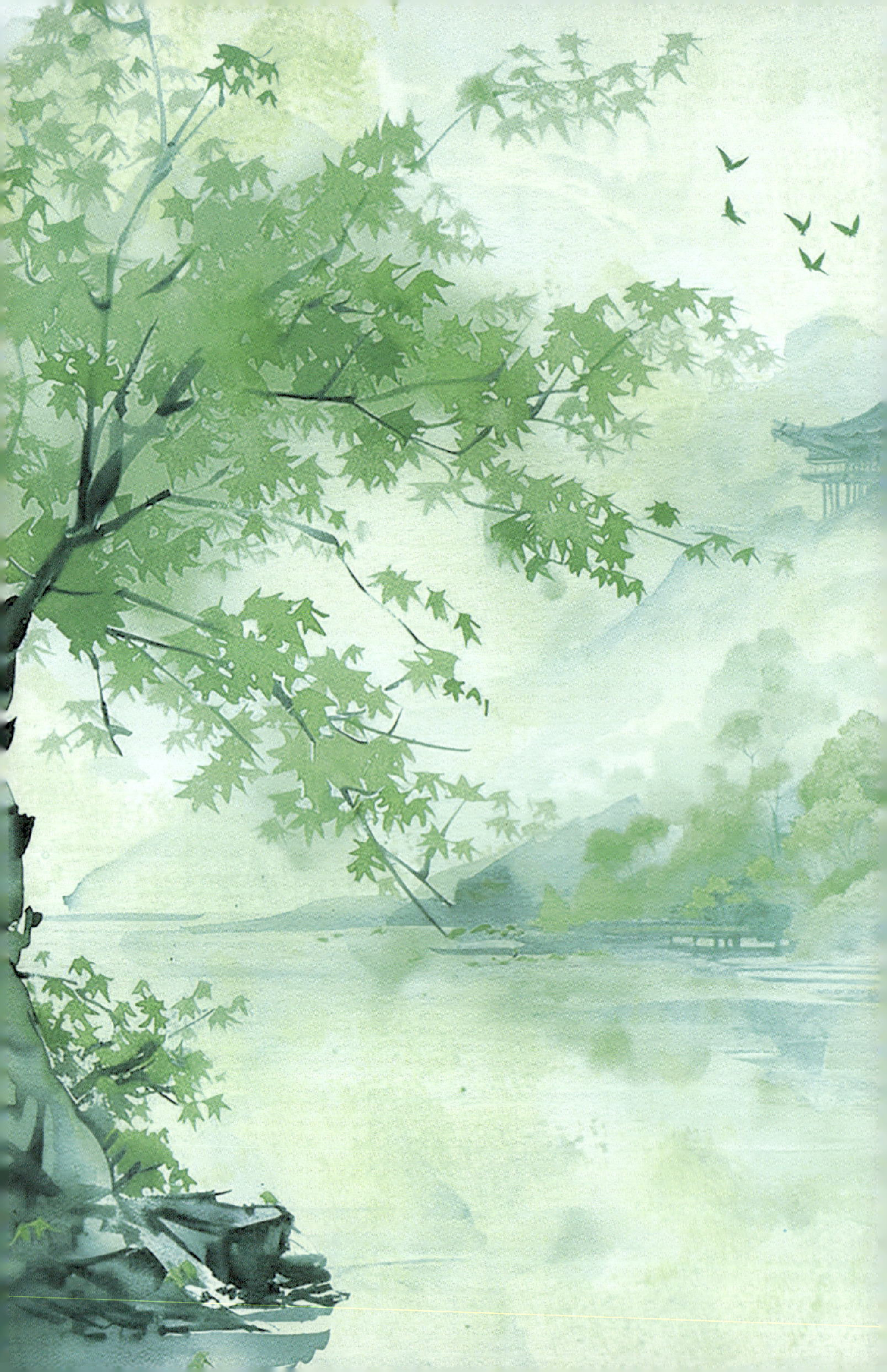

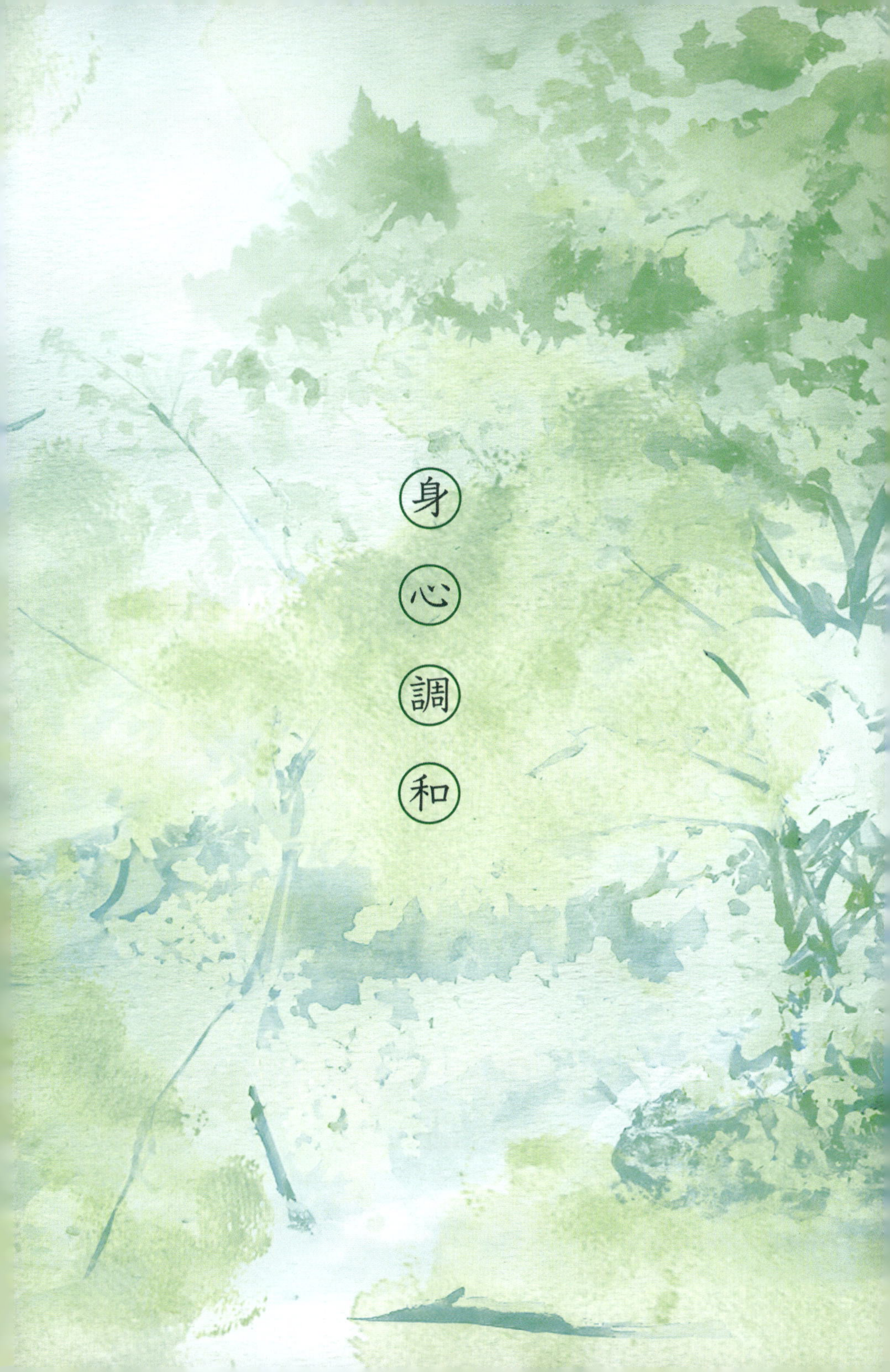
身心調和

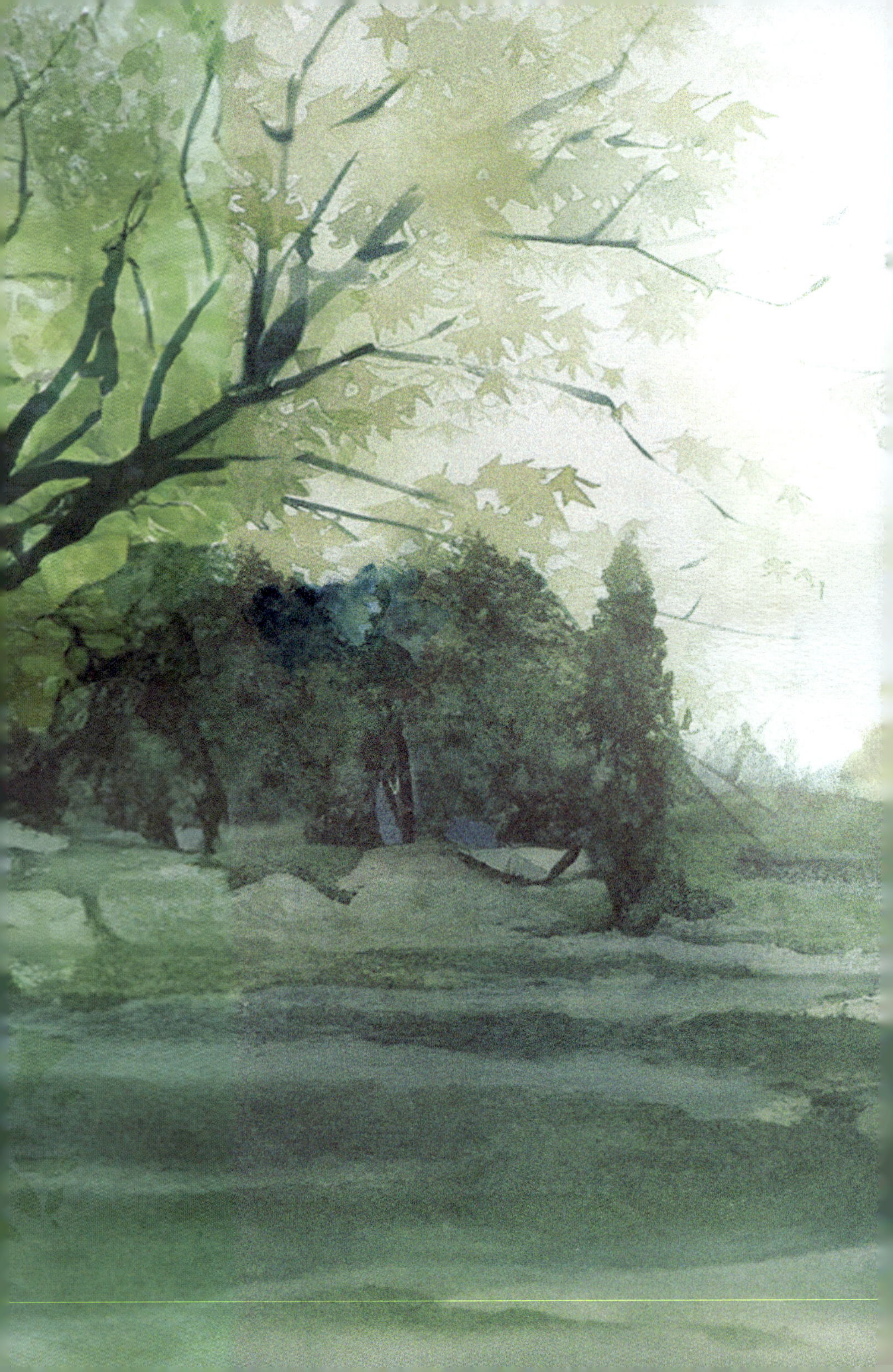

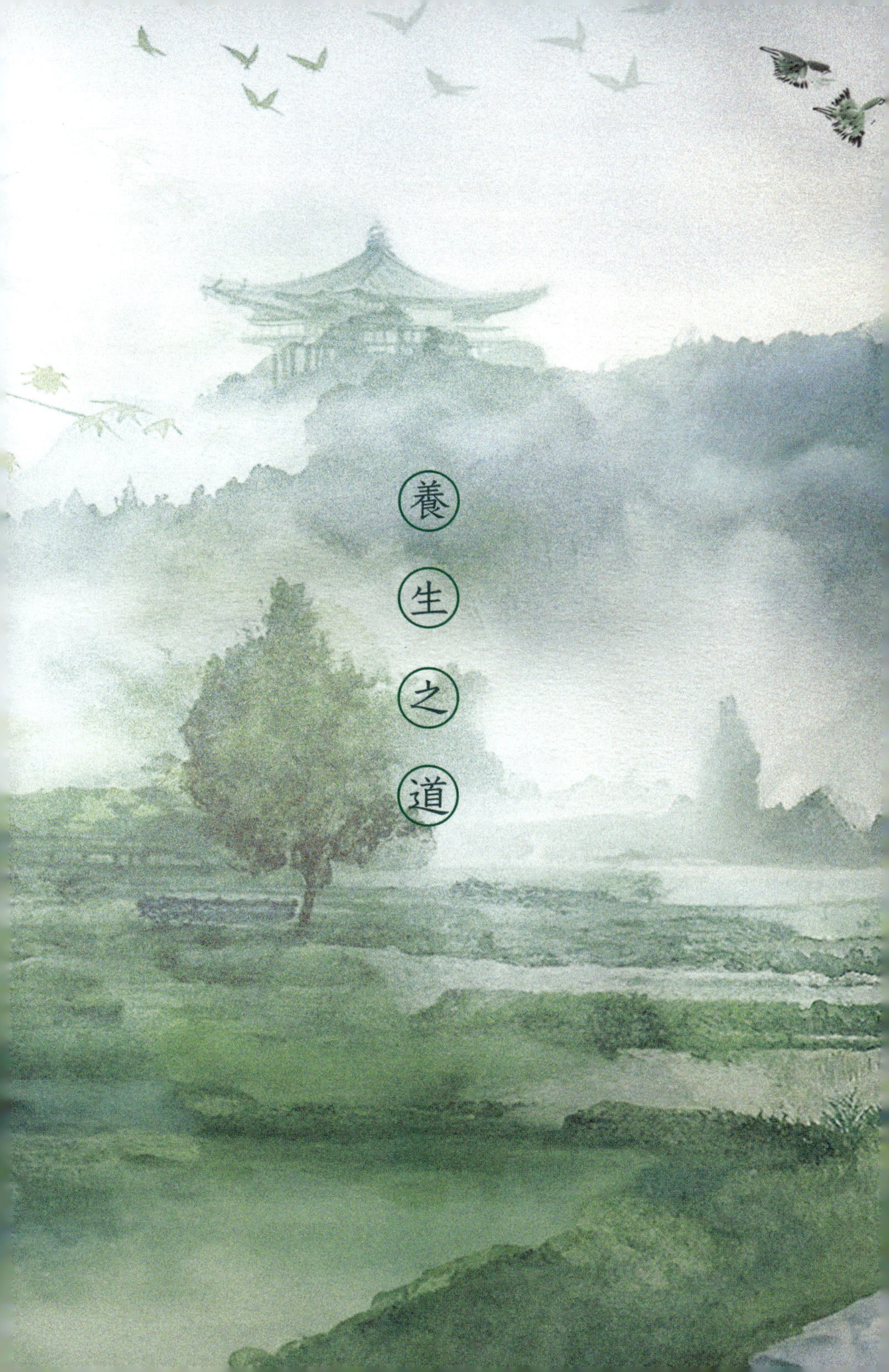
養生之道

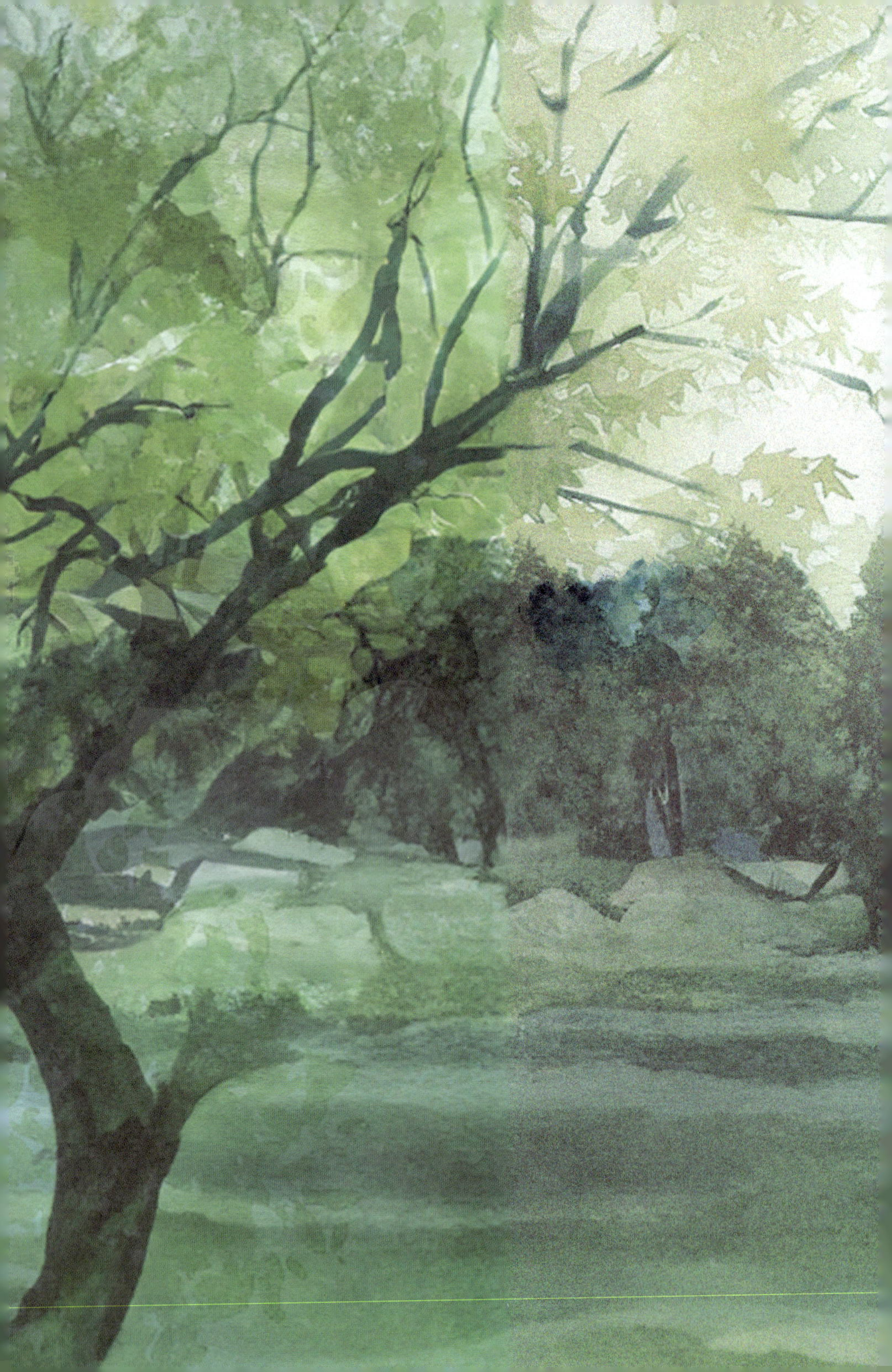

蔡醫師養生指南：

分清真養生還是智商稅

蔡雪筠 著

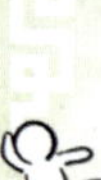

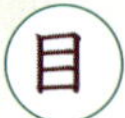 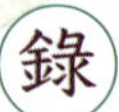

目錄

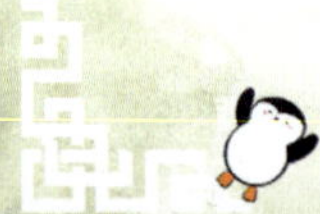

第三章：**這個養生方法適合我嗎？**

坊間常見的養生方法拆解

第四章：**你多久沒靜心跟自己對話？**

不要忽略情緒健康

第五章：**即學即用的中醫調理方法**

自我調理實用資訊和方法

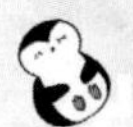

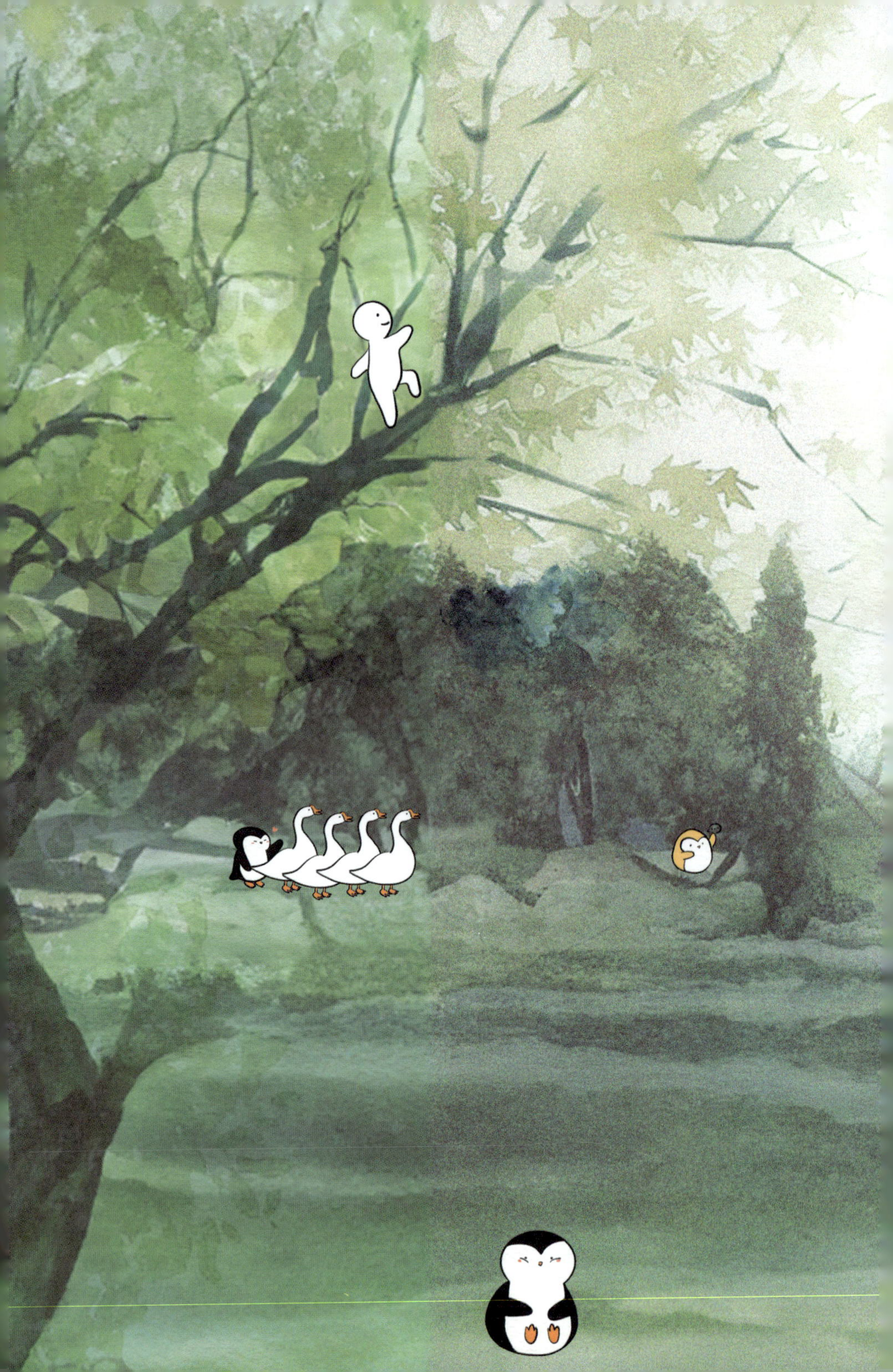

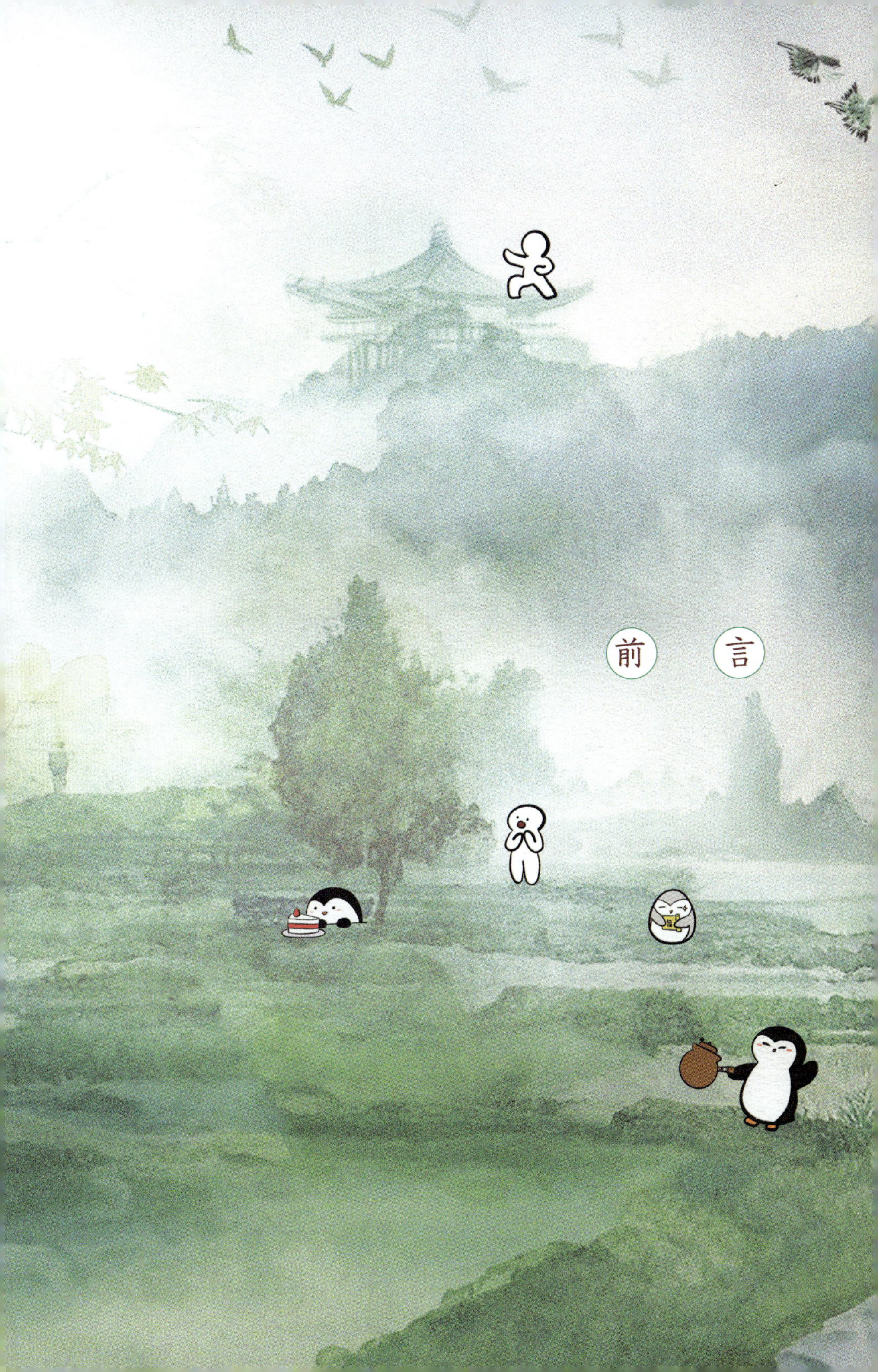

前言

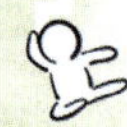

保持健康的道理其實我們都知道，早睡早起、均衡飲食及定期運動……但很多時候即使我們開始養生，卻仍是失敗收場，主要原因是那樣的生活太難堅持了。真正的養生應該由日常的選擇入手，定期改變一個選擇，慢慢便會將養生自然地融入日常生活中。

養生的第一步，是明白如何維持健康的理論，這樣才能有效地養生，而非不小心傷害自己的健康。

養生的第二步，是知道自己的體質，從而知道自己的身體需要及適合甚麼。

養生的第三步，是根據適合自己的去選擇不會令健康變差的方法。

除了日常身體的保健，心理健康也是養生一大重點，只有身心調和，我們才能長久地維持健康。

雖然養生能讓我們更健康，但生病是無法完全避免的。若在生病初期就已經以適合的方法着手處理，一兩天就能自行痊癒，而且不會有後遺症。

在閱讀這本書時，你可以找一本記事本，或用手機作為記

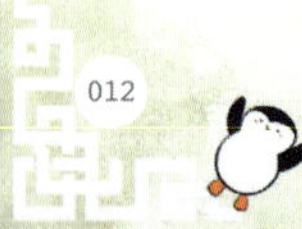

錄，將對你有用的概念用自己理解後的文字記錄下來，在你開始選擇養生方法時，就能更清楚地分析這方法是否真的對自身健康有益，別全靠記憶，那樣太費神了。另外，你也可以用隨筆形式寫下自己的疑問、得着和實踐記錄，當在養生過程中感到迷惘時，這些筆記也許會是你的指南針。

希望在閱讀這本書後，你會對自己的身心有更多的了解，祝願你身心康泰！

蔡蔡醫師
蔡雪筠

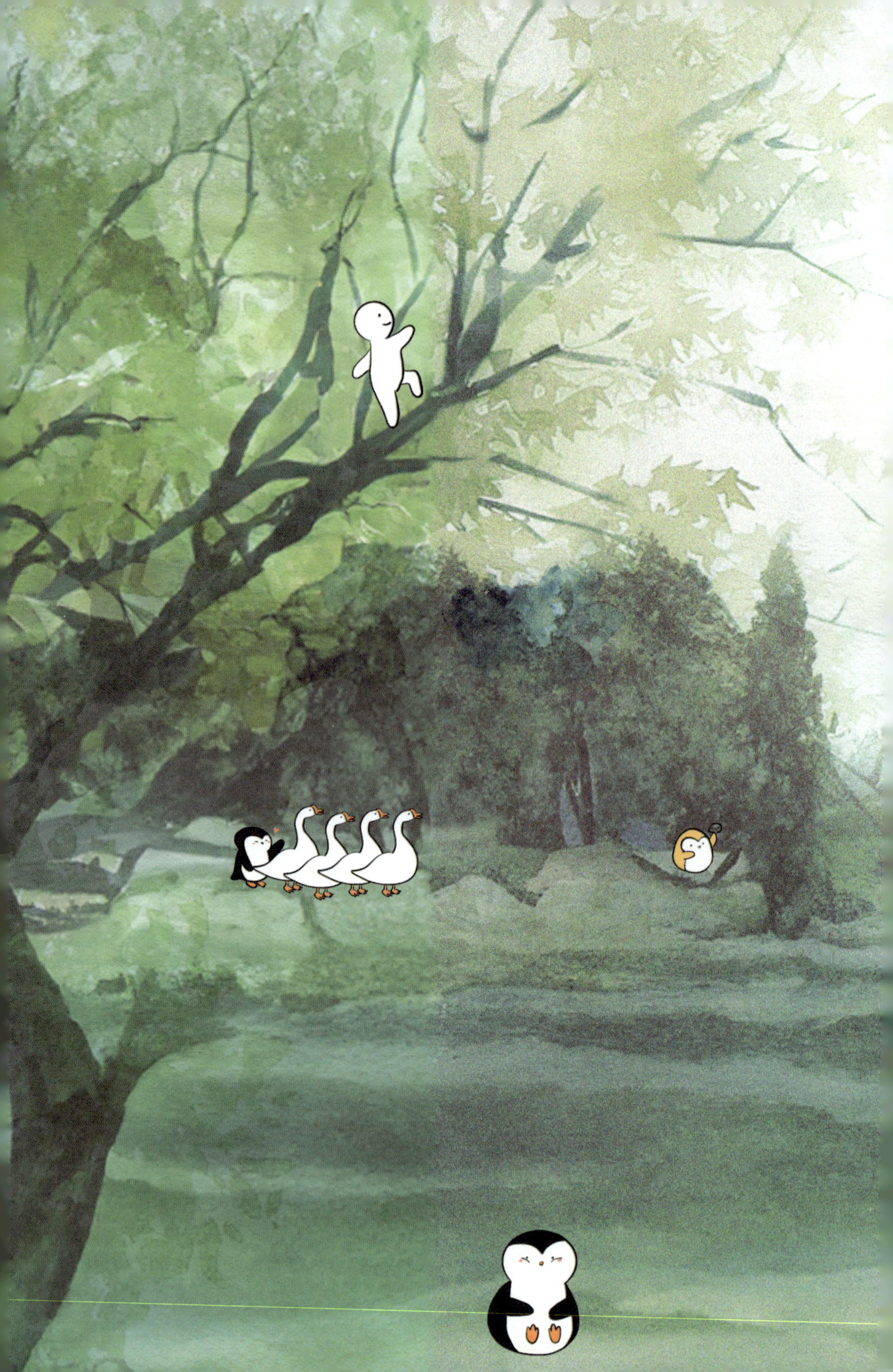

第一章：

養生是否智商稅？

你需要知道的養生基礎理論

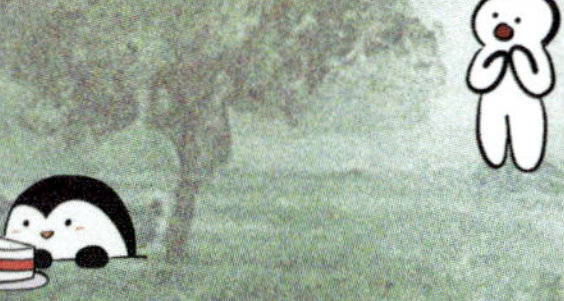

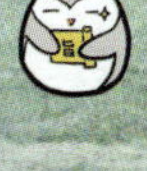

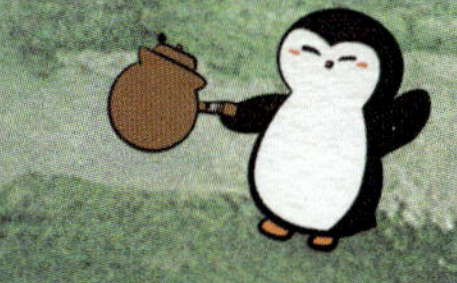

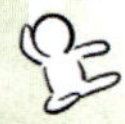

養生的邏輯思維

養生是可以輕鬆進行的日常習慣。

許多人認為養生很困難，只有老年人才有時間及有需要養生。事實上，只要理解背後的道理，我們所有日常行為都可以成為養生的一部分。「養生」其實並沒有你想像中那麼難。

養生是預防醫學的一種，目標是維持或提升健康，預防疾病，因此只要達到目標，具體方法並不是最重要的，關鍵在於適合自己且能持續進行。合適自己的養生方法會隨着我們的體質和環境變化而改變，以非物質文化遺產廣東涼茶文化為例[1]，它的出現源於那個時代的人多半在戶外從事體力勞動工作，經常日曬雨淋，所以容易形成偏濕熱的體質。因此衍生出用地道清熱祛濕中草藥熬製的各款涼茶，讓大眾閒時飲一杯「下火」，既便宜又能維持健康，在那個年代，涼茶是一種很普及的養生方法。可是到了現代，我們的生活方式已從戶外體力勞動演變為經常在空調辦公室內進行靜態活動，加上大部分工作都偏向需要勞心傷神，甚至食無定時及經常捱夜，因此廿四味等涼茶變得不太適合我們日常保健，若長期頻繁飲用，更有可能會對我們的健康產生負面影響。

(1) 胡亮。二零零七年。《香港人類學》「香港涼茶——非物質文化遺產的研究」

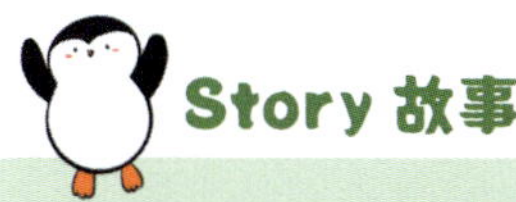

Story 故事

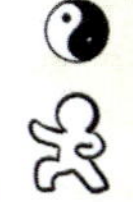

很多年前我遇過一個約二三十歲的男士前來就診，主訴是他覺得身體虛弱，經常感冒和腹瀉。我記得他是一位經常健身的年青男士，體形正常，不算太壯實，唇色偏淡，他當時的生活習慣健康，飲食均衡、早睡早起及適量運動，但就是經常感冒和腹瀉，怎樣努力鍛鍊也練不出豐厚的肌肉。我判斷他是因為脾胃過度虛弱。但在談了良久後，才得知原來這位男士的媽媽為了令他更健康，從小就經常讓他喝涼茶，廿四味和五花茶更是他的日常飲料，大約由六、七歲開始，一週兩至三次地喝了十多年，慢慢他就由一位陽氣旺盛的男生，變成一位脾胃虛弱的男士，最後我為他進行溫陽健脾的治療，花了好一段時間，他的健康才好轉。

涼茶確實能很有效地清熱及祛濕，但只有合適的體質飲用才能改善健康，否則會適得其反，產生副作用。不同種類的涼茶會有不同的功效，只有先了解自已的體質，再選擇適合自己的方法，才能達到最佳養生效果。

我們接觸的每一樣事物都會影響我們的健康，包括飲食、行為、環境和所經歷的事情等。雖然很多事情我們無法改變或避開，但仍有不少細節可以通過我們的選擇來減少對健康的不良影響。就像下雨天我們無法改變天氣，但我們可以使用雨傘或留在屋簷下，避免被雨水淋濕。同樣，你此刻可能有一些習以為常的行為和習慣正在影響你的健康，你能想到哪些嗎？

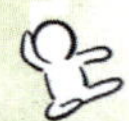

為甚麼會生病？

生病是指我們的身體某些方面過多或過少，導致整體氣血陰陽處於不平衡狀態。

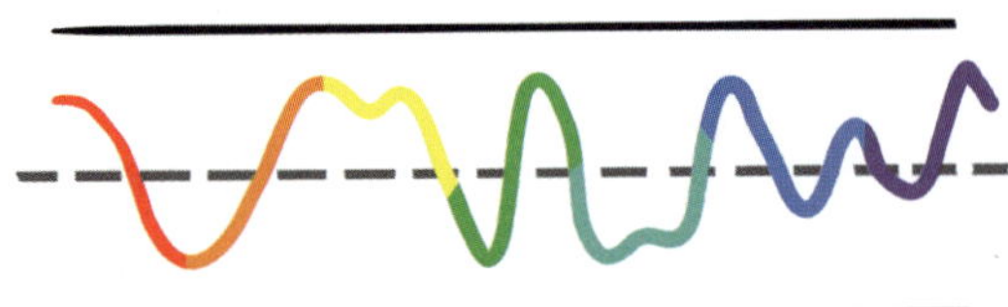

我們的健康在正常時處於動態平衡狀態。這意味着健康水平會有輕微的起伏，有時稍高一點，有時稍低一點，但在一定範圍內的波動都是正常的，我們的健康水平會趨向中間值，形成一個動態平衡（上圖），在這個範圍內，我們都歸類為健康狀態。你也可以將其簡單理解為一個搖搖板遊戲：兩邊末端都不能觸地，如果一側稍微下沉，我們就要立即讓它上升，恢復到平衡狀態。

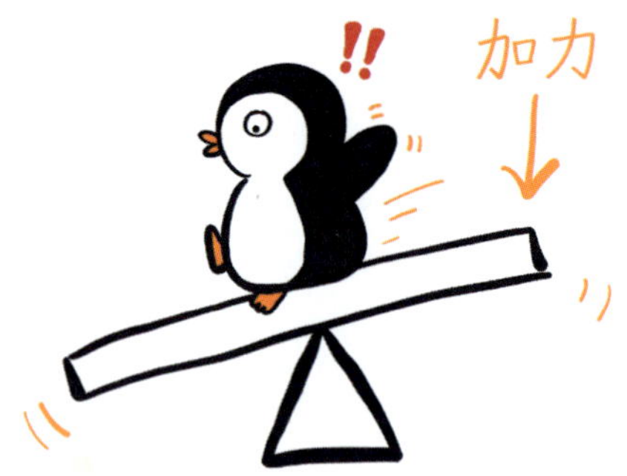

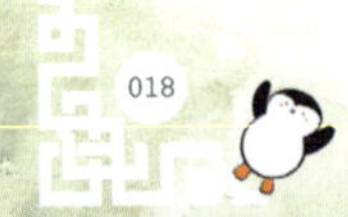

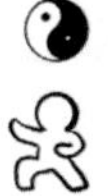

在一般情況下，即使我們的健康受到輕微影響，也會很快恢復到健康的平衡狀態。例如，我昨天通宵工作，身體沒有得到充分休息，理論上，我應該會感到疲憊，可能會出現各種問題，如沒有胃口及全身乏力等身體功能低下的症狀，但是身體會很聰明地自行調整陰陽平衡，令陽氣散微提升外散，讓我有精神的感覺，從而維持第二天的正常生活。這是我們身體的自動調節機制。

然而，如果我們的身體平衡過度偏向某一方，我們就會進入容易生病的階段，並且難以自行恢復到動態平衡的範圍內。例如，脾胃太寒會導致經常腹瀉，肺太熱則容易引起咽喉腫痛等症狀。在這種情況下，我們需要採取一些相反的方法來使身體恢復到平衡狀態，即是太熱就涼它，太寒就溫它，這也是中醫治療的基本原則。

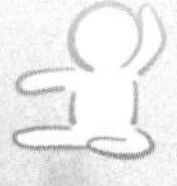

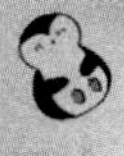

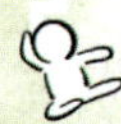

科學養生法

萬用養生公式：
身體偏性（正／負）+反偏性方法（負／正）= 健康平衡（零）

只有持續變化，生命才會延續。在每一分秒，我們的身體都在微調，重新尋找平衡，因此養生不可能有一個一成不變而有效的方法，有些事物雖然適合今天的你，卻可能會傷害明天的你。所以，了解「如何改變」和「為甚麼有效」至關重要。

維持平衡並不意味着一成不變，而是因應當下的失衡狀態作出調整，就像向左走了一步，就要向右走回一步，以保持中正平衡。健康的身體應該能夠靈活應對各種環境變化，在不同情況下找到新的平衡點。如果身體有特定偏向，但仍維持在微妙的平衡時，就會形成體質傾向，當越過平衡的臨界點，我們就會生病。正確的養生就是選擇合適的方法減少體質偏向。

陰與陽

陰陽平衡是一個很廣闊的概念，是一切平衡的總綱。陰陽是一種將事物根據相對屬性二分法的思維方式：陽偏向動態，

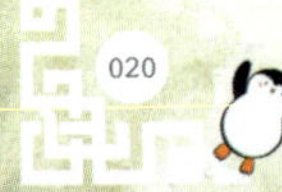

陰偏向靜態。陰陽兩者必定同時存在，若其中一方消失，另一方也會隨之消失。世間萬物與概念都可分為陰和陽，但沒有對比就沒有陰陽。以男女為例，男屬陽，女屬陰，但在男性當中，武夫屬陽，書生屬陰，如此類推。

虛與實

「虛」是不足，「實」是過多。在不足時，我們要「增加」；在過多時，我們要「減少」。

在身體中的「虛」，主要是指陽氣或精血的不足，可以出現在整體，也可以出現在單一臟腑或經絡。陽氣虛會表現為動力不足，症狀包括怕冷、疲倦、功能下降及容易感冒等；精血虛會表現為枯乾及亢奮，症狀包括煩躁不安、皮膚乾、身熱及失眠等。輕微的氣虛和血虛可以透過調整飲食或充分休息來改善，但對於嚴重的陽氣虛和精血虛，通常需要透過治療大補氣血才能痊癒。

「實」是指氣血過多的狀態，可能是整體過多，或氣血比例失衡導致其中一方過多，或氣血在某處停滯而形成「實」。當「陽氣」停滯就會變成氣滯或熱；當「精血」停滯就會形成痰濕或血瘀。改善「實」的問題，主要是以疏通為主，可以是直接排出體外、亦可以推動氣血運行以清除「實」，或以藥物化解等等。

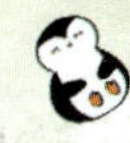

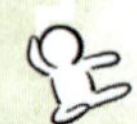

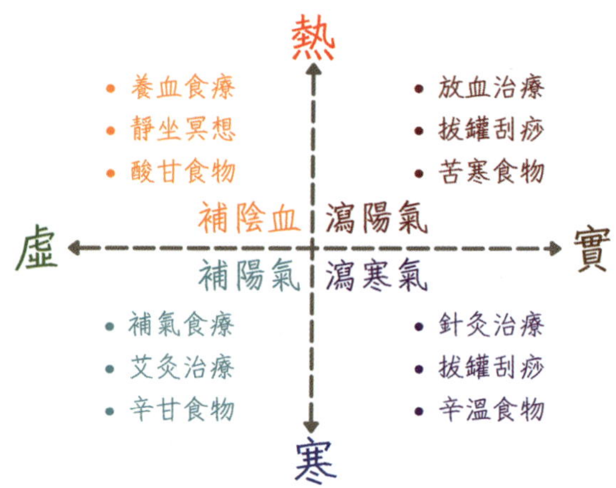

寒與熱

寒和熱字面上可以理解為冷和熱，實際在人體內是指動能不足和太多。

寒分為實寒和虛寒，前者是寒邪停滯，後者是陽氣不足。寒性凝滯，當局部有寒時，該處的氣血會凝結阻滯不通。若出現於外在經絡，便會顯得怕冷、四肢冰冷和肌肉疼痛；若出現於內在臟腑，則會導致臟腑功能下降，常見症狀包括大便稀溏和痰難排出等。此時我們需要把寒氣排出或消去，常用方法包括以灸法或中藥溫陽散寒，或通過出汗及排便等方式排出體內寒氣。另外，寒邪會損傷陽氣，因此經常受寒或者寒氣長留不去的人，往往會出現氣虛及陽虛的表現。如果屬陽氣不足的虛寒，就要採用溫陽補氣的方法提升陽氣，除了灸法

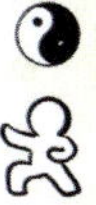

或中藥溫通陽氣之外，我們還可以選擇氣功和曬太陽等方法改善虛寒。

熱分為實熱和虛熱，前者是熱邪熾盛，後者是陰血不足。熱就像火焰一般，會加快體內氣血流動，因此過多的熱會導致氣血紊亂，引起氣血外散而腫脹疲累、大量出汗或不正常出血等症狀。當熱邪熾盛，我們應該把熱排出體外，常用的瀉熱方法包括放血治療、刮痧、使用寒性的藥物和食療等。此外，熱邪會損傷陰血，因此熱邪長留不去的人，通常會出現陰虛和血虛的表現。此時，我們要補陰血，否則單純瀉火後，雖然能暫時緩解症狀，但實際上會導致陰陽俱虛，更難恢復健康。

寒、熱並不是完全不相融的存在，很少有體質是絕對的寒或純粹的熱，反而寒熱常常同時存在，例如上熱下寒或外寒內熱等，都是臨床上常見的寒熱交錯現象。

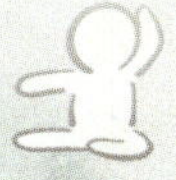

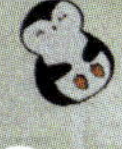

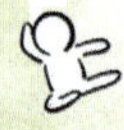

曾經有人問我「食雪糕後立即喝熱水，是否就不傷身？」事實上這仍會損傷脾胃的。

雪糕性寒且甜膩，因此很容易損傷脾胃，形成寒濕停於中焦。飲用熱水可以溫暖中焦，但無法散除停於中焦的濕氣，而且也無法回復已受損的脾胃陽氣，因此飲用熱水無法彌補吃雪糕對我們身體的損傷。另外，飲用溫度超過攝氏 65 度的飲品會容易灼傷咽喉，並增加食道癌症風險，所以比起吃雪糕後飲用熱水，減少每次吃雪糕的份量和頻率更能養生。

表與裏

表裏是指問題發生的位置。「表」是外面，可以指皮膚、經絡或四肢等；「裏」是內在，主要指臟腑。單純在「表」的問題，一般會比較容易治療，「表實」多會以排出的方式解決，例如出汗或放血等，「表虛」的問題則需透過調動內在氣血來治療。相比之下，「裏」的問題較為複雜，病情和需要治療的時間都較長，治療方法也更繁複，需考慮的層面更多。「表」的疾病多以氣候及環境等外在因素引致；「裏」的疾病多以情緒、飲食或生活習慣等內在因素引起。若「表」的問題長期不處理或治療失當，最終可能演變成「裏」的問題，或表裏同病。

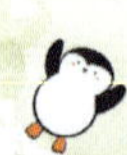

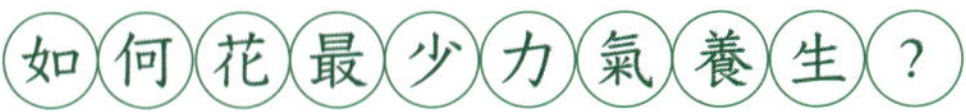

如何花最少力氣養生？

要能持續地養生，我建議由小事開始，積少成多，主要從作息、飲食、心情着手。以下會分析一些影響健康的日常行為，從簡單到較費功夫的方法。你可以從容易做到的事情開始，每次改變花一到兩個月時間熟習，讓這些行為變成你不用費太多心力就能自動完成的習慣。

減法更省力

首先，捨棄不必要的傷身行為，讓我們有更多空間和時間接受新習慣。許多打着健康旗號的事物，其實未必有益。

以營養補充劑為例，雖然它們各有功效和用途，但健康人士實在不需要過度使用。好像一般成年人每天只需攝取約 75mg 的維他命 C，喝大半杯鮮榨橙汁就能滿足這個需求。然而，市面上流行的維他命 C 補充劑，含量很多都是數百 mg，遠超日常所需。這些高劑量產品本是為特定病患設計，加上有些人未經考慮就混合服用多種補充劑，導致攝取過量，反而可能危害健康。對於健康的人來說，均衡飲食就足以提供所需營養，根本無需額外食用營養補充劑。

「能少，不要多」，即使是中藥或維他命丸等，若無需要就不要服用，盡量通過調整生活日常方式去維持健康。可是一旦生病，及早就醫才是最大程度減輕身體負擔的方法。

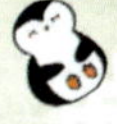

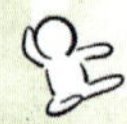

作息上調節

早睡故然是最好的，不過對都市人來說，由晚睡改為早睡是一件很困難的事情。想有效提早入睡時間，我們可以每週提前十至三十分鐘就寢，逐步調整睡眠時間，並且在睡覺時減少影響睡眠的環境因素，包括避免光源及使用白噪音等等。如果工作繁忙無法早睡，你可以嘗試將工作時間從晚上改到早上，只要是日出後醒來，都不算太早，因此在夏天五時多就天亮的日子，你的時間會變得很充裕。

如果無法多睡，晚上十一時至凌晨三時是休息的關鍵時段。午夜過後，我們體內的陽氣會隨天地之氣開始上升，因此凌晨三時後才睡會大幅降低睡眠質量，甚至導致身體處於亢奮狀態而難以入睡。如果必需很晚睡覺，建議在晚上九時後盡量進行低活動量和平靜的活動，避免令身體亢奮或情緒波動，否則可能影響睡眠質量和身體修復。

早上九時前起床有助於整體陽氣升發，令我們整天都更精神有活力。如果能配合曬太陽、伸展或活動身體，效果會更好，陽氣順利升發會增強我們的衛外能力，你可以理解為提升免疫力，減少感冒及鼻敏感等疾病發生。如果睡眠不足，可在中午十一時至一時午睡補眠，這個時間段的睡眠一般不會影響晚上的睡眠，也不會影響氣血的生成和平衡。

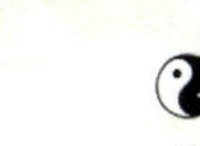

企鵝小知識：幫助提升陽氣的三個動作

壹

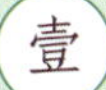

起床前，像魷魚一樣向，手腳向最遠端伸展，用力伸展到最遠後，慢深呼吸一口，然後放鬆，重複三次。

為甚麼是魷魚？
因為魷魚在前行時會有一刻把身體拉到最瘦長，減少水中阻力，我們學習的就是那一刻。

貳

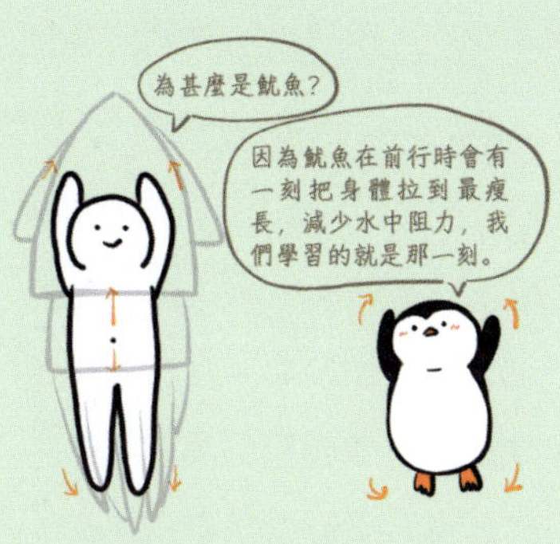

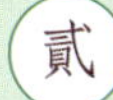

用手指腹在頭皮上快速地來回擦，不要用力按着頭部，只是在頭皮的表面前後移動，過程中會聽到「刷刷刷」的聲音。擦時以頭部兩側及耳朵上面的部位為主，這是我們的少陽經。

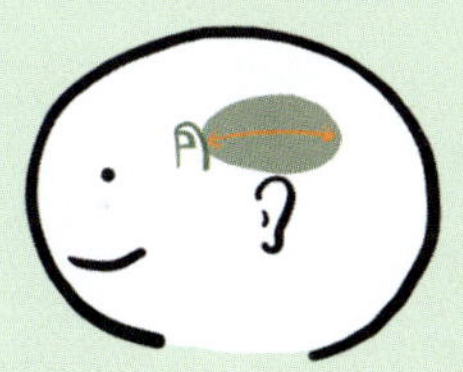

參

下蹲至最低後，伸手摸天跳起，連續反覆七次。動作不要太急，不然會容易頭暈。這動作膝蓋不好的人慎做。

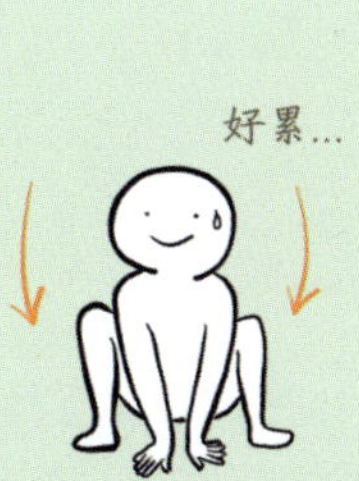

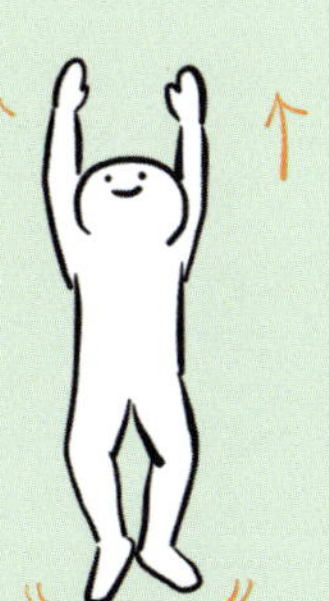

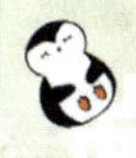

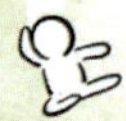

食物的選擇

養生最簡單的飲食方法是學會挑選食物，而非盲目戒口。食用原形食物對身體的負擔是最少的，選擇合適體質的食物可以輕鬆地改善健康。

「人以水穀為本」，食物是我們後天生化氣血最重要的來源，因此，食療是養生中一個很重要的範疇。食療的精髓在於根據個人體質需要和季節環境來選擇食物的種類、烹飪方法、份量和進食時間。不同的食材和烹飪方法搭配，都能對身體產生不同的效果。

食物的種類和烹飪方法會影響食物的「性」和「味」。「性」是指食物的寒熱偏向：性寒及性涼的食物有清熱瀉火的作用；性熱及性溫的食物有溫陽驅寒的作用；寒熱傾向不明顯的食物則稱為性平。炒、焗及煮等烹飪方式通常會減少食物的寒性，使其變為偏溫性或性平。

性熱的食物：紅酒、羊

性溫的食物：芥菜、胡蘿蔔、鯇魚、蝦、雞

性平的食物：豌豆、粟米、木耳、芝麻、甘蔗

性涼的食物：菠菜、鵝、豬

性寒的食物：綠豆、茄子、苦瓜、紫菜、西瓜

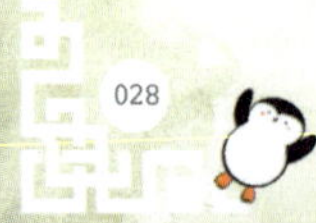

「味」是指酸、苦、甘（甜）、辛（辣）、鹹和淡，每種味道對身體都有不同作用。當食物具有多種「味」時，這些「味」會相互協作，使食物的功效更加豐富多樣且複雜。

酸味具有收斂及固澀的作用，常用於改善出汗過多和經常口乾口渴等情況，梅子是常見的酸味食物。

苦味具有瀉火、燥濕和堅實的功效，可用於治療膿瘡及煩躁易怒等症狀，苦瓜是常見的苦味食物。

甘味具有補益及緩和的作用，可用於緩解腹痛和改善虛弱狀態等，蜂蜜是常見的甘味食物。

辛味具有發散、行氣及行水的作用，適用於胃脹氣或感冒引起的全身骨痛等情況，生薑是常見的辛味食物。

鹹味具有瀉下及軟堅的作用，因此大便硬或不通暢的時候可使用鹹味的食物通便，蛤蜊是常見的鹹味食物。

淡味具有滲利祛濕的作用，因此在小便不通暢或水腫等情況都常配合使用淡味食物，粟米鬚是常見的淡味食物。

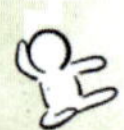

選擇食物時有三大原則：
根據時令而食、根據體質而食、根據功能而食。

根據個人體質而選擇食物是最好的養生飲食方法。正如上一節「為甚麼會生病？」所述，我們生病是源於身體出現偏性，因此要維持健康狀態，我們可透過食物的性味（即食物的偏性）來平衡身體，如濕熱體質的人士會喜歡喝涼茶，虛寒體質的人士喝紅糖薑茶會感到舒服。不同體質會有適合自己的飲食，想好好養生，記得要先了解自身體質，這樣才能事半功倍。

如果不清楚個人體質或無明顯不適，你可以根據時令選擇食物，即「不時不食」，這也是最不用花力氣思考的養生方法。「不時不食」體現了天人合一的理念，外在環境會影響我們的健康狀態，試想想，在濕氣重的雨天，你是不是特別不想動或感到身體比平日沉重？應季食物往往正是我們當下所需的食物，例如在乾燥的秋季，潤燥功效的雪梨恰好處於最佳收成期。

若你有想明確想改善的目的，你就要根據食物的功能而選擇吃甚麼。例如當我們蒸魚時，一般會用薑蔥一起蒸，這其實是一種祛寒並解毒的食物配搭，減少食用魚後腹瀉的機會，又如吃螃蟹時，配以紫蘇葉一同蒸煮，食用螃蟹後飲用薑茶，都是為了驅散螃蟹的寒性。

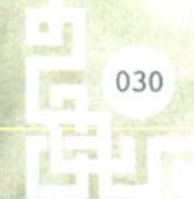

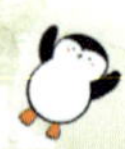

只要掌握食物選擇和搭配的原則，我們在養生的同時，也能正常外出用餐，享用喜愛的食物，以及享受和親友聚餐的愉快時光。

心情的影響

身心健康密不可分，且相互影響。我們的情緒會影響生理健康，甚至引發疾病，中醫稱之為「情志因素」。

無論是喜樂、憤怒、悲傷或恐懼等各種情緒都是正常的心理表現，適當地抒發出來有助維持身心健康，但過度或長期壓抑的情緒都會影響身體健康。定期疏導心中積壓的情緒，能讓我們更從容地應對每天的心理變化和情緒衝擊。

要維持心理健康，首先要察覺自己的狀態。現在請花些時間思考：壓力過大時，你會有哪些特定的行為和習慣？

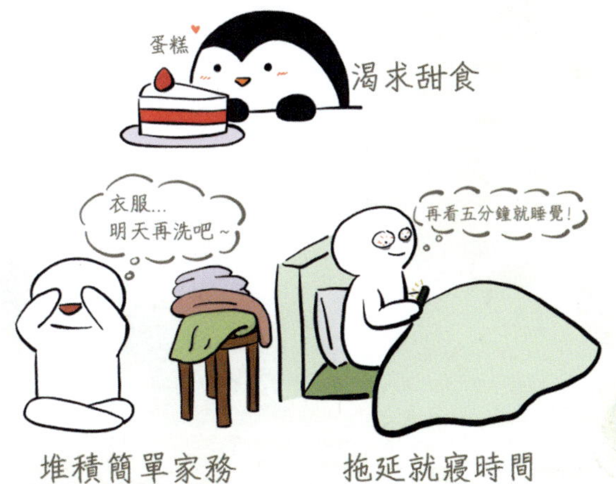

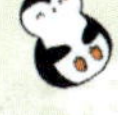

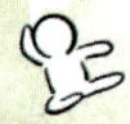

在日常生活中，你和我都無法完全避免不愉快或大壓力的事情，當壓力過大時，我們常常忽視自身需求。然而透過自我觀察，你可以及早安排紓緩壓力和情緒的活動，避免等到崩潰時才補救。如果你不確定甚麼能幫助減壓，可以留意哪些行為能讓你暫時忘卻煩惱，專注當下。這些活動完成後，你可能會感到舒適、放鬆後的疲倦，或是精神煥發。

我習慣每個月都會花最少一天與自己「約會」，給自己一個空間遠離日常工作，讓身心有放鬆的機會，這是我紓緩壓力的小方法。有時是很簡單地看一本書，有時是漫無目的地在公園漫步，或是參加有趣的手作體驗班，重點是花時間專注當下，遠離電子產品。我知道有些人會選擇每年去數次旅行減壓，但這並不能取代日常的放鬆活動，前者就好像一週不大便，然後一次過拉出來，聽起來不太健康，不是嗎？維持心理健康與養生的理念一樣，融入日常生活，成為可以輕鬆進行的日常習慣便可。

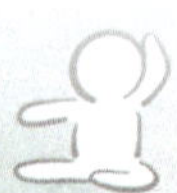

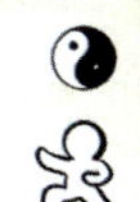

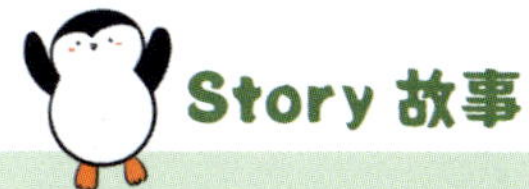

Story 故事

我的診室是一個可以讓人不需要任何理由而自在流淚的地方。在我應診的日子裏，診所經常會有人痛哭或大笑，甚至有人會因被我勸說下，突然無原因地發怒，面對如此繁多的情緒侵襲，一位我很珍重的朋友教會了我一個應對方法。

因為我是個習慣把真正感受和想法藏在心裏的人，面對不合理的對待時，我總是選擇忍耐。久而久之，過度的壓抑引起了我身體的不適。儘管我明白不該這樣壓抑情緒，但我完全不懂得如何表達個人感受，更不知該如何釋放情緒。那時，這位友人察覺到我的情緒狀態，便無緣無故地用各種找茬的方式，挑戰我的耐性，直到我忍不住對他發火，大吵了一架。當我心情開始平靜下來後，他會用溫柔的語氣問我：「現在感覺好點了嗎？要不要再吵一次？」，讓我哭笑不得。直到現在，我依然感激他願意無條件承受我的無理怒火，也為我增添了許多笑容。我可以很負責任地說，這個方法真的很有效，但很難找人配合實行。

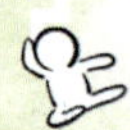

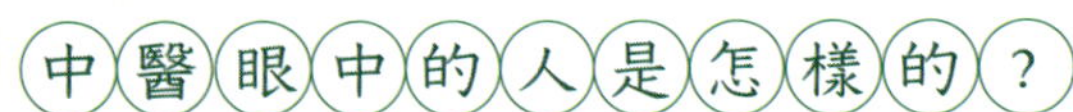

中醫眼中的人是怎樣的？

氣血是甚麼？

中醫最着重的是人體氣血的流通：氣血順暢則健康，氣絕則死。

很多人不理解氣血的概念。這是因為我們習慣用現代醫學的方式去了解生命。現代醫學着重於可見的事物，如顯微鏡下的細胞及化學表裏的元素等。相比之下，中醫更注重身體的整體功能。只要功能正常，能持續正常生活，即使被確診某種疾病也無需過分擔憂。

有些人因為看不到氣血的實體，而覺得它很虛無或不可靠，但氣血就像時間一樣，雖然看不見實體，卻能時刻感受到它的存在。氣血的狀態會直接反映在我們的身體功能和外觀上：氣血充足通暢時，人會精神有活力，容光煥發；氣血不足時，則會面露病容，出現各種症狀。這就是「有諸形於內，必形於外」的道理。

氣血是建造我們身體最基本的物質，氣是動能，血是載體。簡單可以理解為車子要有司機才能開動，而司機也會因為有車子而能持續駕駛前行。另外，我們身體中遍布大大小小的經絡，這些經絡就是馬路，有大馬路，也有橫街小巷，只要馬路（經絡）路面平整，車子（氣血）就能輕鬆通過，減少出現塞車（氣血阻滯）的機會。

人生五階段的養生之道

在《黃帝內經 · 上古天真論》中，人生可分為以下重要階段：

幼年期

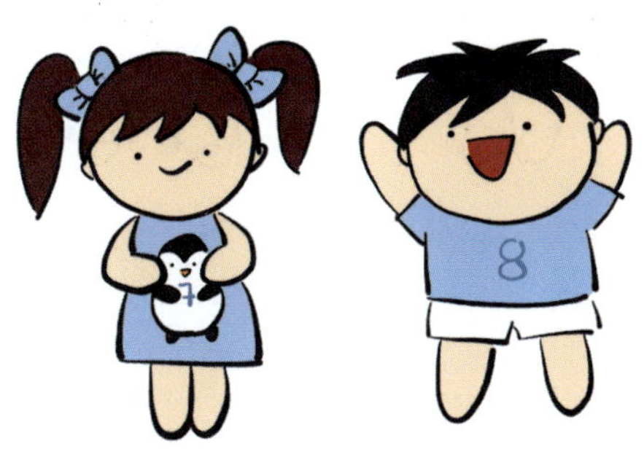

父母賦予的腎氣充足，促使小兒生長迅速。

對於幼年期兒童而言，能否健康成長主要取決於腎氣是否充足，這能體現於牙齒和頭髮的生長速度。由於幼年期正處於快速生長階段，身體變化迅速，五臟六腑的氣血尚未成熟，因此容易受外在因素（外邪）影響而生病，例如各種細菌病毒。不過只要讓幼年期兒童順應四季自然規律生活，並保持勞逸平衡，就能健康成長。

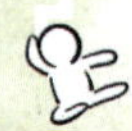

青春期

天癸來臨，生殖功能開始成熟，女生開始有月經，男生開始分泌精子。

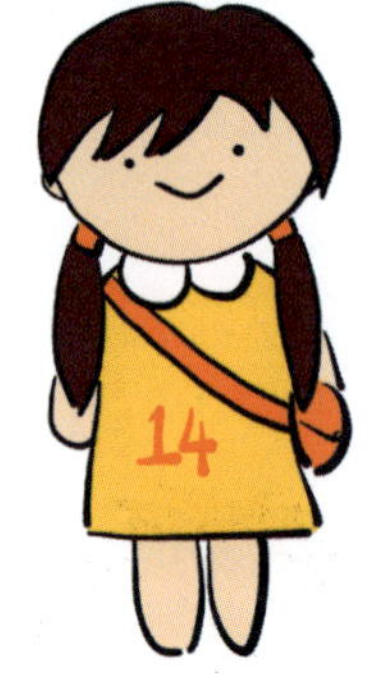

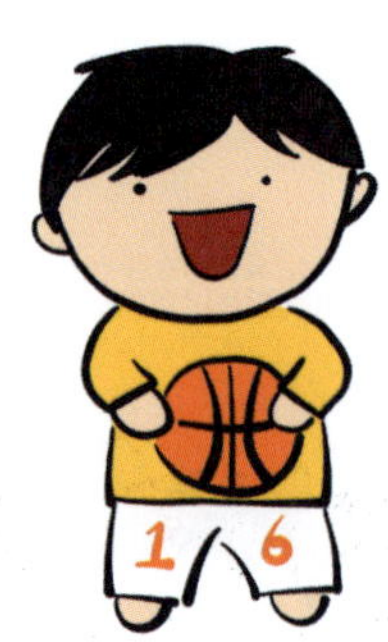

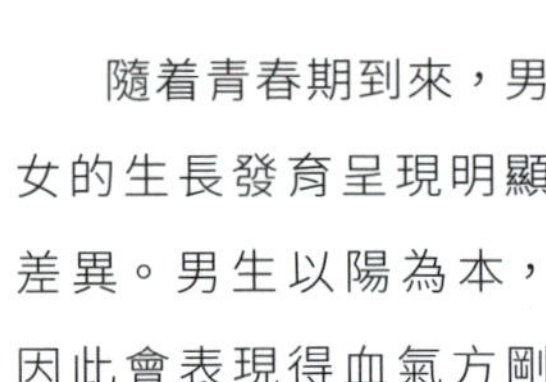

隨着青春期到來，男女的生長發育呈現明顯差異。男生以陽為本，因此會表現得血氣方剛兼精力充沛，容易出現「熱氣」症狀。在陽氣過盛時，可適量食用豆腐花及涼茶等清熱瀉火的食療來回復氣血平衡，但注意過量清熱反而會抑制發育生長。如果男生在此階段經常待在室內，活動量不足，便會容易變成體弱的病秧子，因此多到戶外接觸陽光才是養生之道。

女生以陰為本，身體發育通常較男生快，月經對健康也有顯著影響。若思慮過多，經常勞心傷神，或月經量過多，都可能傷及根本，導致體質變得虛弱。青春期的女生應特別注意氣血強弱，在月經後適當補益氣血，以減少未來生育或更年期可能出現的不適。

青壯期

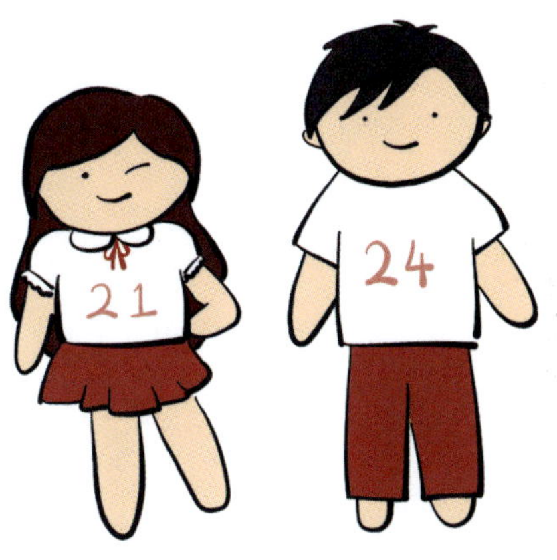

腎氣和氣血充沛，筋肉強健，身體處於巔峰狀態。

青壯期的氣血充盛，是鍛鍊身體效果最明顯的時期。由於精力充沛，而且身體恢復快，我們容易產生「怎樣消耗身體都無妨」的錯覺。在現代社會中，這個階段正是我們拼搏的時候，常常身心疲勞，若在此時我們違背自然規律地努力工作，經常捱夜加班、食無定時以及少睡通宵，這些行為不僅會加速衰老，還有可能埋下日後的病根。

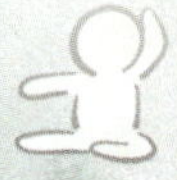

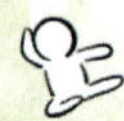

初衰期

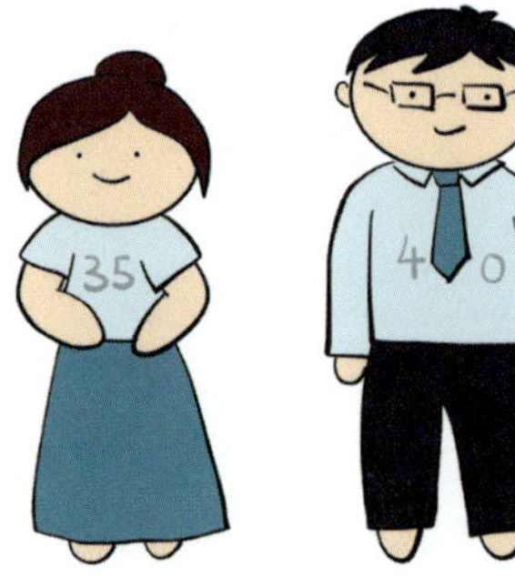

氣血開始衰退，衰老表現正式開始，面色會變得晦暗，頭髮脫落。

在初衰期，身體機能下降，養生習慣對健康的影響會更加明顯。當陽氣不足時，體力會明顯下降，尤其是男士更容易感受到這種變化，新陳代謝也會減慢，導致中年發福。陰血不足則會令皮膚和髮質變差，出現皺紋、面部下垂鬆弛、頭髮乾枯及脫髮等衰老跡象。

氣血的衰退不僅影響身體機能，更會影響心理層面，活力下降令我們更深刻地感受到歲月流逝，隨之而來的是各種心理壓力。再者，氣不足會導致容易疲倦，血不足則會使人敏感多思，容易擔憂多慮。因此，養生着重的不只是身體上的健康，心靈的平靜安穩同樣重要。

為了減緩氣血衰退對健康的影響，我們需要調整生活習慣。除了要遵循四季自然規律生活這個基本原則外，還要特別着重體質的改變，從而適當地調補，維持氣血的平衡和流通。若只是一味地補益氣血，反而可能造成氣血壅滯，形成氣滯（氣的停滯）、血瘀（血的停滯）及痰濕（津液的停滯）等病邪，嚴重可以導致腫瘤的出現。

更年期

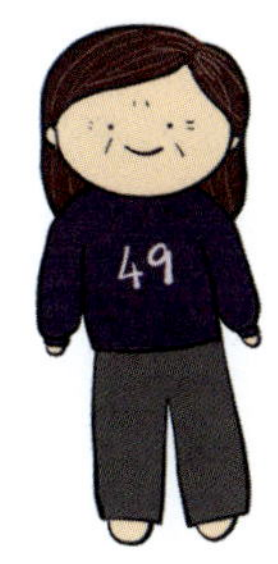

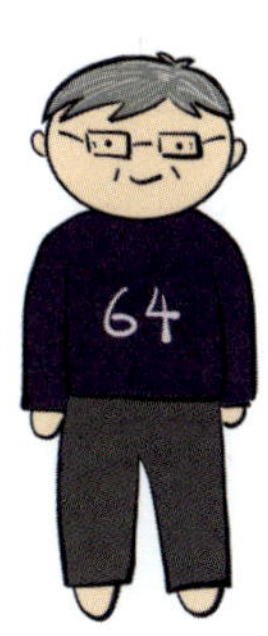

天癸耗竭，女性停經，男性精力減退，男女形體都會變得衰弱，肌肉流失。

不論男女，更年期也是必經階段。在更年期後，男士會因陽氣明顯減少而變得怕冷，與之相反，女士怕熱及潮熱等陰血不足的表現會更明顯。

更年期之後便進入氣血皆虛的老年期，雖然《黃帝內經・上古天真論》中並無描述相關表現，但隨着氣血虛弱，身體機能會明顯下滑。因此，我們應以靜制動，減少不必要的消耗，才能盡享天年。

然而，這些變化只是一般人的自然規律。若能順應自然地養生，即使年齡增長，也不會出現明顯的衰老跡象。

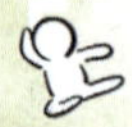

五臟六腑的工作

我們的身體就像一個小社會，當中有不同的工作崗位各司其職，而五臟六腑就是不同的部門，負責身體不同系統，共同維持身體的運作，缺一不可。五臟是肝、心、脾、肺、腎；六腑是膽、小腸、胃、大腸、膀胱和三焦。中醫理解五臟六腑是從功能的角度出發，而不僅僅局限於解剖學上的器官，但因為名稱相同的關係，令人很容易產生誤會。

負責我們的自主意識
主宰全身血脈，推動氣血流動
心
君主之官
負責監察及協助
心神決定意志的功能
主宰全身肌肉
脾
諫議之官
負責建構身體和生長發育
主宰全身骨，髓（包括腦）
腎
作強之官
肺
相傅之官
肝
將軍之官
旨
負責疏通全身氣血
主宰全身筋、膜
令身體能耐受疲勞
負責輔助心臟
調節全身氣 血的運行
主宰全身皮膚

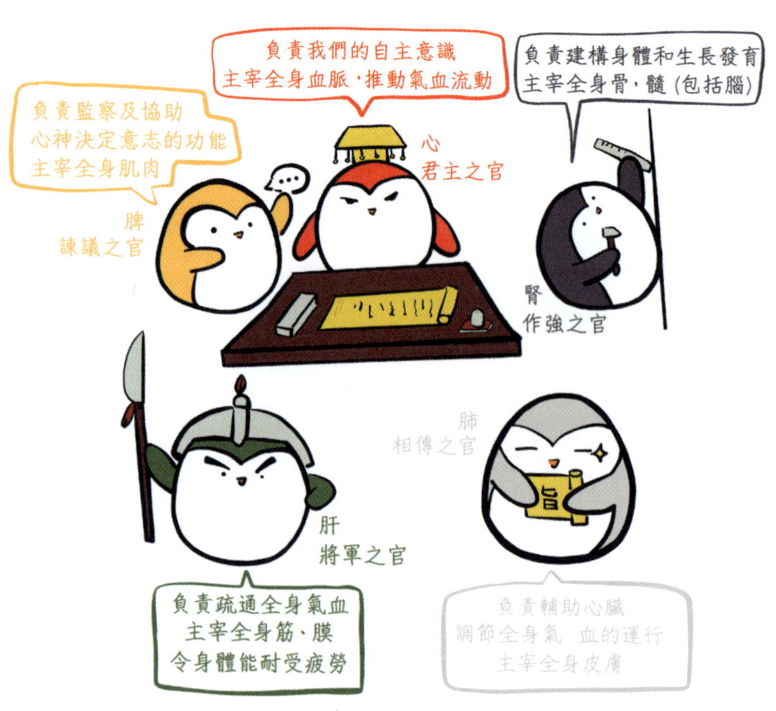

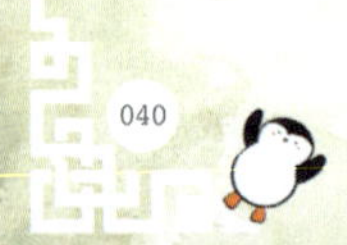

負責維持和控制氣血的正常運行
及調節各臟腑之間的關係
膽
中正之官
負責接收和消化飲食
是飲食化為氣血的第一步
胃
倉廩之官
負責將已消化好的飲食
化為我們能使用的氣血精華
小腸
受盛之官
負責全身陰精和津液
的收藏和使用
膀胱
州都之官
大腸
傳道之官
三焦
決瀆之官
負責調節全身水液運行
負責將多餘的廢物排出體外

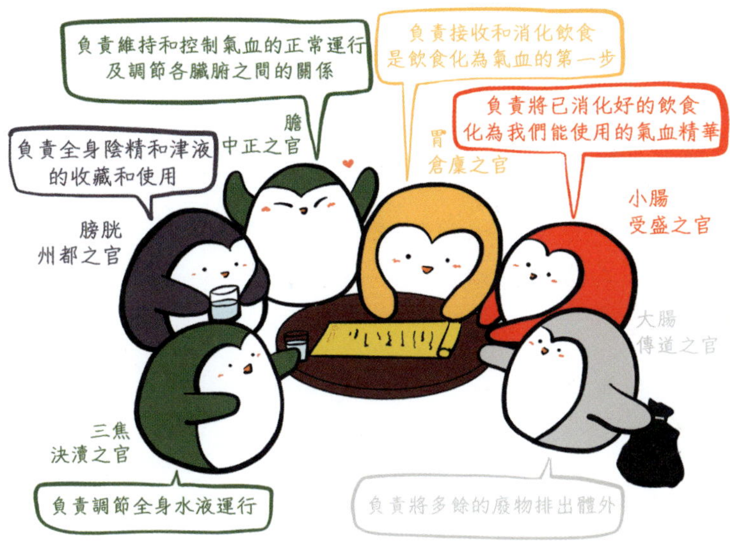

以上插圖概括了五臟六腑的主要工作，但實際上它們的運作遠比插圖所示複雜，各個臟腑之間還需要密切配合，就像跨部門之間的協同工作。舉個例子，要維持手指溫暖，首先需要脾、胃和小腸負責將飲食轉化為氣血，確保身體有充足的氣血供應；接着，心和肺協力將氣血輸送到全身；同時，肝的疏通功能會幫助氣血順利到達手指末端，最終令手指變得溫暖。因此，如果你手腳容易冰冷，我們需要考慮：是氣血生成不足？還是氣血無法順利通行到手指？是某個臟腑功能失調？還是僅僅是經絡阻塞？找出這些問題的根本原因，並制定相應的治療方案，是中醫師每天診療時最具挑戰性的任務。

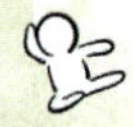

企鵝小知識：

心和腦誰才是話事人？

心和腦究竟哪一個才是主宰我們思想意識的話事人？這是個維持了多年的爭議。在現代醫學中，心臟停頓會導致全身器官機能迅速受損，最終死亡，這是全球公認的死亡判定標準。另一種情況是大腦停止運作，但仍有自主呼吸，即俗稱的「植物人」，在許多國家中，這情況也被視為死亡。

在中醫角度，「腦」是元神之府，也即是自我意識的居所。但有關人體健康的古代文獻中，更多論述的是「心」，「心者，君主之官也，神明出焉」，這裏的「神明」是指人生規律，是依循天地變化而定的規律，用現代語言來說，更貼近潛意識。因此當心神失守時，我們會出現各種精神症狀：輕微可能是做夢、睡不安穩等，嚴重則可以是意識不清、循衣摸床，甚至死亡。

「一切隨心」這句話不無道理。隨「心」，代表順從自然，令我們身心趨向平衡。如果你此刻強烈渴望某事物，多半是因為你現在正處於失衡的狀態，就好像在寒冬時，我們會很自然地想保暖一樣。至於如何更有效地到達心之所向的目的地，就要靠我們理性的「腦」來選擇方法，是多穿衣服還是使用暖爐，根據現實情況才能準確決定最合適的方法。當你重新達到平衡後，過去的執着自然消散，這並非因為它們不重要，而是你不再需要執着了。

望聞問切是甚麼？

「有諸內必形諸外」，所有內在的問題都會反映在外部，因此中醫診症時會以望、聞、問、切四種方法搜集資料，從而分析核心問題所在，對症下藥。

望診

是指透過眼睛去觀察，包括患者面部及皮膚顏色、精神狀態、體態及症狀表現等。

高血壓成
關公紅臉?!

是糖尿病患
的爛蘋果味

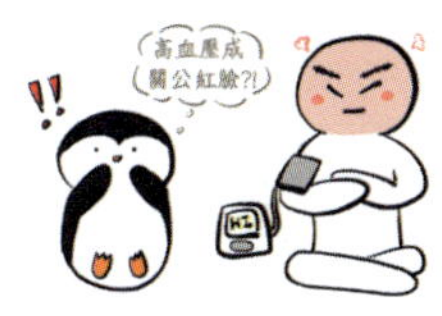

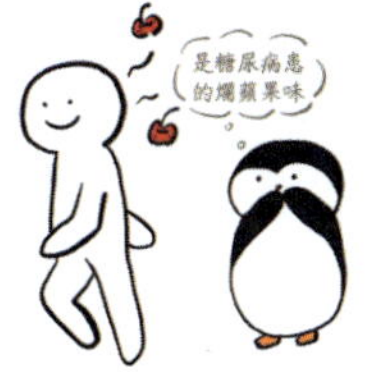

聞診

是指透過鼻子和耳朵去了解病情，包括體味、口氣、咳嗽聲音、呼吸聲等。

問診

是指透過言語溝通，了解醫者當下無法直接觀察的病情和患者主觀感受，包括發病經過、日常狀況及大便情況等。

我忘了兒科是
「啞科」…

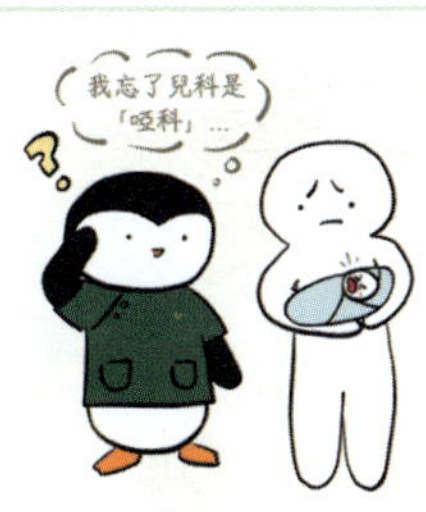

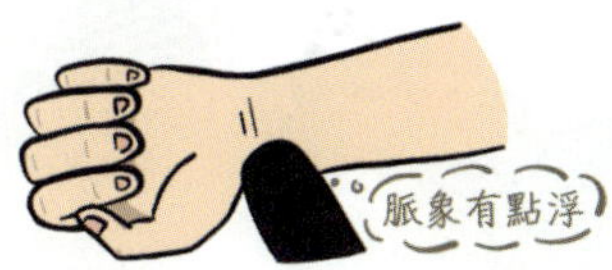

切診

是指觸摸患者去了解病情，包括把脈及檢查肌肉筋腱等。

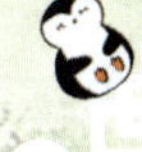

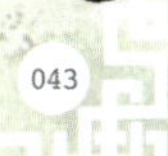

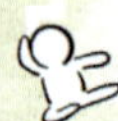

中醫診症實際上是一場推理遊戲。四診是我們搜集證據的過程，必須結合望、聞、問、切四診，並且讓四診所得的資訊相互印證，才能完整還原病情，避免像瞎子摸象般片面理解。

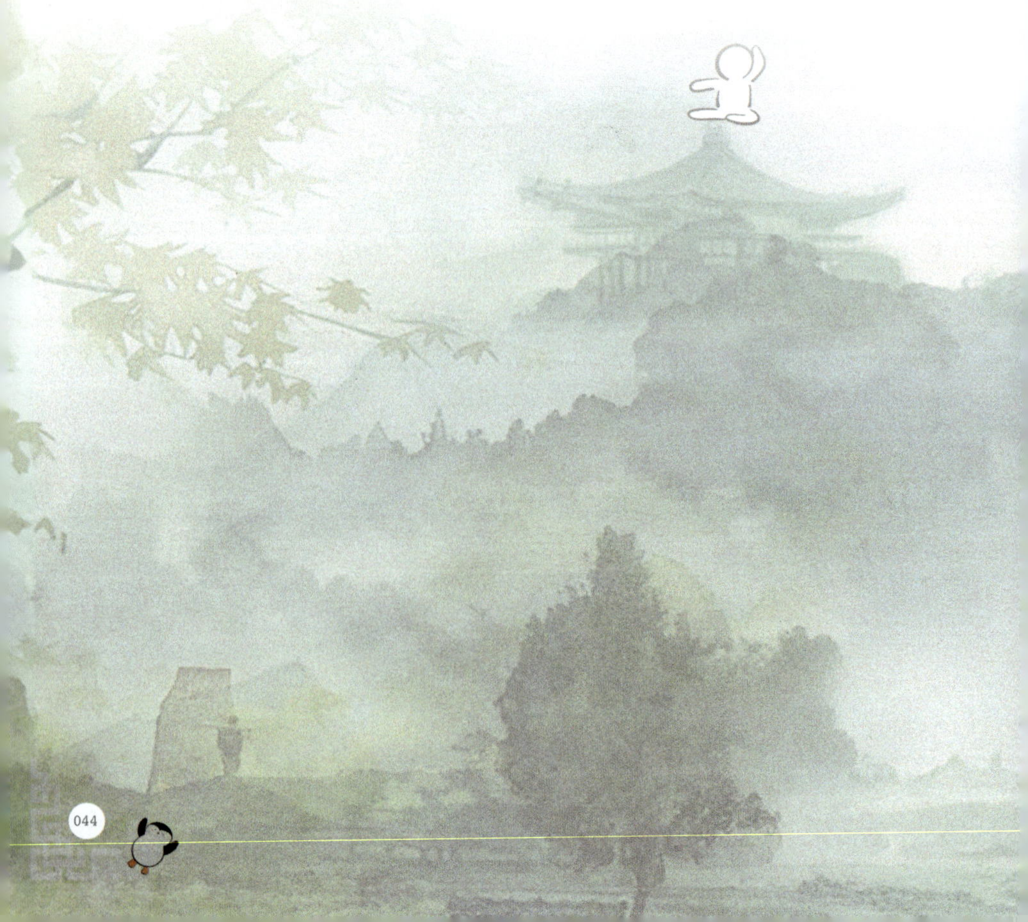

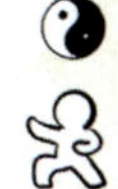

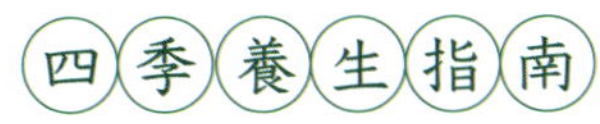

企鵝小知識：

你知道四季分際的日子是如何確定嗎？

四季的日子是按節氣而定，一年有二十四個節氣，由春、夏、秋、冬四季平分，每個季節有六個節氣。與大部分根據農曆（陰曆）而定的中國傳統節日不同，節氣的日子是根據太陽與地球關係而定立的日子，也即是根據現代常用的公曆（陽曆）。

二十四個節氣的開始是冬至（每年的 12 月 21 日至 23 日之間），是北半球一年中白晝最短的日子，也是萬物陰消陽長的開始，在冬至後，陽氣開始逐漸上升生長。直到夏至（每年的 6 月 20 日至 22 日之間），也是北半球一年中白晝最長的日子，萬物就會開始陽消陰長，陽氣開始下降收藏。

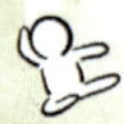

春天：

立春 2 月 3 至 5 日、雨水 2 月 18 至 20 日、驚蟄 3 月 5 至 7 日、春分 3 月 20 至 22 日、清明 4 月 4 至 6 日、 穀雨 4 月 19 至 21 日

夏天：

立夏 5 月 5 至 7 日、小滿 5 月 20 至 22 日、芒種 6 月 5 至 7 日、夏至 6 月 20 至 22 日、小暑 6 至 8 日、大暑 7 月 22 至 24 日

秋天：

立秋 8 月 7 至 9 日、處暑 8 月 22 至 24 日 、白露 9 月 7 至 9 日、秋分 9 月 22 至 24 日、寒露 10 月 7 至 9 日、霜降 10 月 23 至 24 日

冬天：

立冬 11 月 7 至 8 日、小雪 11 月 21 至 23 日、大雪 12 月 6 至 8 日、冬至 12 月 21 至 23 日、小寒 1 月 5 至 7 日、大寒 1 月 19 至 21 日

香港聯合國教科文組織協會 二十四節氣資料

春天多嘗試新事物！

春天的養生重點：幫助氣血生長變強。

二月至四月是春天。在這三個月中，萬物會利用冬天儲備的物質快速生長，人體的氣血也不例外。春天是增強氣血的良好時機，應盡量避免一切會大幅消耗陽氣的行為，例如過度出汗、食用寒涼生冷的食物、過度勞累或過分貪睡及節食斷食等。不過，陽氣的升發要依靠陰血的支持，因此陰虛的人在春天時也要特別注意養陰血和氣血的平衡。

春天是一年之中行動力和想像力最茂盛的時候，如果你過度忙碌，可能會因此變得急躁或緊張，「欲速則不達」，保持

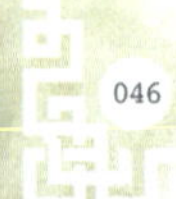

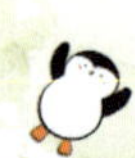

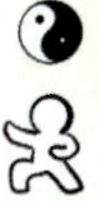

良好心態，從容慢活，應該休息時休息，這樣可以讓你一整年都精力充沛。

另外，我們應該趁春天多到室外活動，在草木繁多的地方進行伸展運動可以幫助氣血生長。晚上不要太早躺在床上休息，早上應早一些起床，最理想是在日出不久後就起床活動身體，最好能活動到微微出汗。這樣能有助陽氣升發外散，並且幫助驅除秋冬的寒氣。

衣着方面，春天要選擇寬鬆舒適的衣物，避免穿着緊身衣或太厚重的衣服，以免阻礙氣血生長。同時，應減少紮頭髮或戴帽子等影響頭部陽氣散發的行為。春季多雨，濕氣會妨礙陽氣升發，因此在雨天或大霧天氣時，要特別注意保持衣物乾爽，或多待在室內，減少濕氣入侵體內。

飲食方面，建議在春天多食用香氣明顯的食物，例如花茶和韭菜等，不要過量食用寒涼或苦味等會削弱陽氣的食物。如果你平日濕氣較重，可適量食用例如山葵及胡椒等微辣的食物來幫助通絡祛濕，令陽氣更容易生長升發。

春天會令人特別容易情緒高漲或生氣，有些人會因為害怕情緒波動而刻意壓抑情緒，不論是過度壓抑，還是過分發洩情緒，都會對你的健康造成負面影響。要更多表達心中所想，多給予自己肯定和支持，不要太過壓抑自己的想法或對自己設立太多限制。忍耐雖然是美德，但過份忍耐反而會傷害自己。有些時候你未必能即時以合適的言語表達想法，但你可以透過書畫等其他方法，釋放積存的想法和情緒。

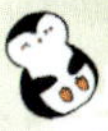

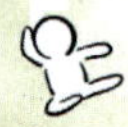

夏天盡情追求個人目標！

夏天的養生重點：多活動身體，激發陽氣。

五月至七月是夏天。在這三個月中，萬物繁華，氣血壯盛。夏天是治療宿疾的良好時機，因為氣血相對充足，身體有更多資源處理一些潛藏的健康問題，除了可以治療已經發作的疾病，也可以預防疾病發生，夏天限定的三伏天灸就是利用夏天季節的特性，驅除潛伏在體內寒氣的治病防病療法。

夏天是一年之中活力最充沛的時候，多進行動態活動，與人交流，可以有助氣血通行。若因怕熱和怕累而不活動，很容易會導致氣血壅滯不通，形成疾病。

另外，夏天應該多到戶外活動，減少待在空調環境，確保出汗量足夠。出汗除了可以排毒，也可以疏通體表氣血，令體表及經絡保持氣血通暢。夏天的活動時間理應是一年中最長的，可以晚睡早起，不過晚睡也不代表夜半凌晨才睡，最晚也不應該超過晚上十一時。

衣着方面，夏天要選擇輕薄的衣物，一來避免中暑，二來可以令過多的陽氣外散，減少在體內阻塞的機會。

飲食方面，夏天陽氣一般較為旺盛，適量食用苦瓜及綠茶等苦味食物，可以幫助調節陽氣，避免陽氣過盛。當大量出汗時，要注意補充水份和電解質，如果經常感到口渴，可以用莓類或柑橘類的生果泡水飲用，酸甜的生果水會比一般清水更能止渴。若不幸中暑，可以飲用椰子水或薄荷水消暑。

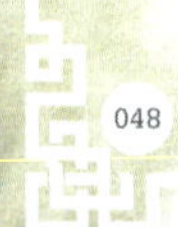

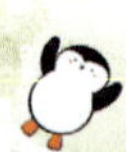

夏天期間，我們要盡量避免發怒，「怒則氣上」，發怒會令陽氣上衝，在氣血旺盛的夏季特別危險。保持憧憬，專注在個人喜好和追求，適當地抒發情緒，甚至痛快地哭一場，也會對健康有益。

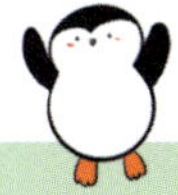

Story 故事

有一年我忽發奇想，如果整個夏天都留在室內空調下，盡量避免留在室外，我的身體是否會誤會我仍在冬天季節？於是我實行了一個人體實驗，那一年由春天開始，我基本上沒有長期在室外活動，家裏也長期用空調恆溫在約攝氏 24 度。

在實驗初期我感到無比舒適，不會有夏天的汗流浹背，也不用擔心感到環境悶焗濕熱。在夏天過了不到一半，我就開始出現各種莫名的不適，例如即使把空調溫度降到攝氏 22 度也會覺得很熱，會長期感到身體很重，而且只要一動腋下就會出味道較重的汗，之後我的頸部、肘部和膕窩都出現了濕疹，看上去淡淡的不是很明顯，卻十分痕癢。

正當我為身體的改變感到困擾時，我想起了四季氣血變化規律。春夏是陽氣升發生長的日子，長期留在空調下，寒氣外束肌表，體內的陽氣內鬱化熱， 因而出現感到體內發熱

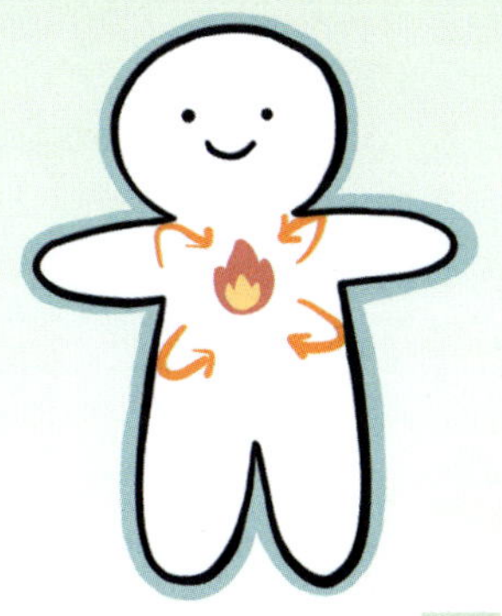

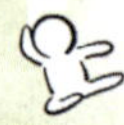

或汗味較重等症狀，陽氣欲出而不能出的時候，就會出現皮疹和皮膚痕癢等。所以我的不適症狀都是因為誤以為能透過控制外在環境溫度來瞞騙身體，沒有順應自然規律而引起的。由於實驗的時間維持了大半個春夏，之後我花了差不多一年才把健康調回來。

過了數年後，我又因為滿滿的好奇心，進行了反向的人體實驗。那一年夏天特別炎熱，但我盡可能地適應環境溫度，幾乎沒有開空調，甚至在炎炎夏日下，特意去室外活動出汗，反而在那個夏天我沒有感到很熱，體態也輕盈不少，原本的濕疹也隨之消失了。這次之後，我更確信順應自然才是養生之道。

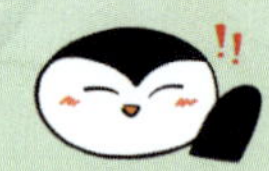

溫馨提示：各位不要學我隨便用自己的健康做實驗喔！

秋天要開始調整作息了！

秋天的養生重點：夜間身心都要盡量保持平靜安穩。

八月至十月是秋天。在這三個月，我們的氣血會開始內收到臟腑，體表的氣血會相對減少，因此容易出現氣血不足引起的肌肉疼痛或皮膚乾燥等症狀，過敏性疾病和皮膚病也較常在秋天加重。由於秋天與肺和大腸相應，我們要特別注意肺、大腸和皮膚的疾病。

秋天的氣息特質是收斂，我們要順應秋氣而養生，因此在秋天要收斂精神氣息，避免過度向外發散，這個季節裏，我們適宜多聆聽和觀察，避免咄咄逼人或與人爭辯。冥想和打坐都是很好的收斂精神方法。

秋天期間，我們要減少活動量，為自己預留充足休息時間，日落後宜進行靜態活動，避免勞累身體或引起情緒波動。保持早睡早起的作息，有助氣血更好地完成內收過程。

在秋天，天地的陽氣從天上逐漸降至地面，最後藏入地下。這使身處在天地之間的我們會先感到天氣轉熱，後漸轉涼，形成初秋和晚秋的明顯溫差。秋分過後就要準備好禦寒的衣物了。此外，秋天早晨可穿得較薄，但黃昏後需及時添衣，以防因晝夜溫差過大而着涼。

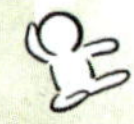

飲食方面，秋天要特別注意養陰，適時配合清熱，宜多食用百合、蓮子、蜂蜜及蓮藕等有清潤作用的食物。陰血是陽氣的載體，陰血不足會導致陽氣外浮而形成虛火，如果在秋天突然出現「熱氣」症狀，你應先嘗試用菊花茶等祛虛火的食療，而非大苦大寒的食物，以免損傷陽氣。

秋氣肅殺，我們會容易傷感，然而過度悲傷會損害我們的肺和大腸，引發咳嗽或便秘等症狀。我們可以通過「大笑練習」，以火克金的原理，來減輕秋天對情緒和身體的影響。

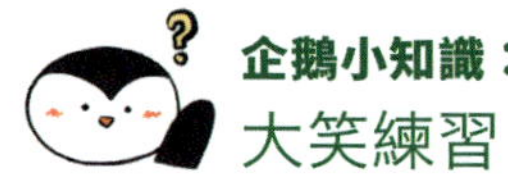

企鵝小知識：

大笑練習

找個自我感覺舒適的地方坐着，然後大聲發出「哈、哈、哈、哈、哈……」連續的聲音裝笑聲，最好是每一下笑聲都能使肚子起伏震動，你會發現自己在不經不覺間變成真的在大笑。這個練習可以和親密的人一起進行，或者播放持續真摯笑聲的影片，效果會更快更明顯。

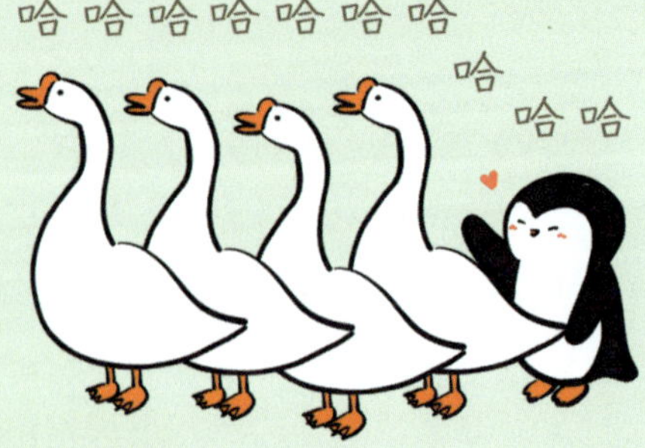

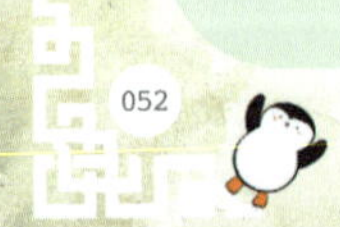

冬天偷懶也沒關係喔！

冬天的養生重點：
少動、多休息，並把自己當成寶藏地收藏起來。

十一月至一月是冬天。萬物都會收藏起來，有些動物會冬眠，有些植物會潛藏在泥土中靜候春天。人體的氣血也會大幅收藏於體內，秋天收斂得越好，冬天潛藏的氣血就越強大，來年春天的生發之力也會越強。 若冬天氣血收藏不足，春天便容易生病和感到疲倦。

冬天期間，我們不要過早起床，必須等待日出後才起床活動，晚上也要早早就寢，以縮短活動時間。這個季節不宜過度勞動，房事也要節制，若在冬天過度耗損，之後一整年都會處於虛弱的狀態。

在冬天，我們要避開寒冷，尋找溫暖的地方。雖然暖爐能帶來溫暖，但長期使用暖爐會令人變得燥熱，容易擾動氣血，影響冬季的收藏。如需使用暖包，建議貼在肚臍下方和腰骶部，這樣更能有效溫暖全身。

衣着方面，我們要緊緊包裹身體，避免皮膚暴露在寒冷中，特別是頸部、背部、腹部、膝蓋和足部都需要注意保暖。穿着多層薄衣能減少熱量流失，令到身體更加溫暖，同時在室內也能靈活調整，避免過熱。冬季衣着應以舒適為主，選擇鬆軟的布料有助身心放鬆。

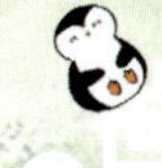

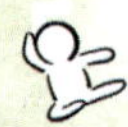

飲食方面，冬天多食用溫補的食物，例如雞湯、羊肉、肉骨茶、胡椒豬肚湯及紅糖薑茶等，不僅能袪除寒氣、幫助保暖，還可增強體內陽氣。

冬季心情要保持平靜安穩，凡事隨遇而安，不要強求。可以不苦惱的盡量不要多想，稍微偷偷懶，養精蓄鋭，待春天再展現活力。

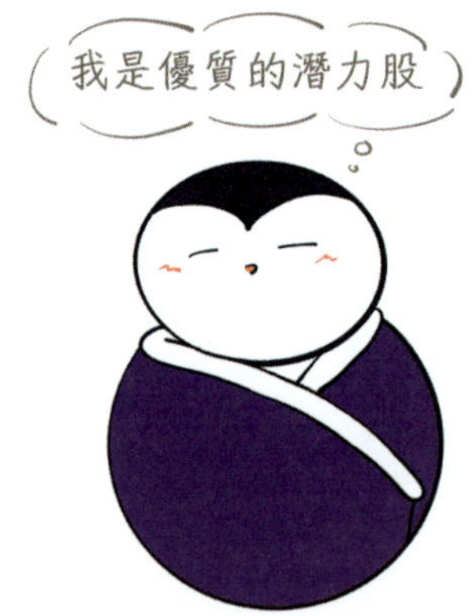

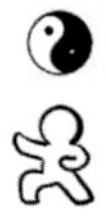

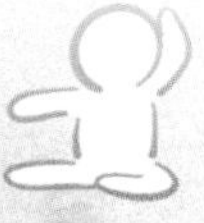

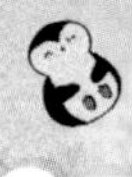

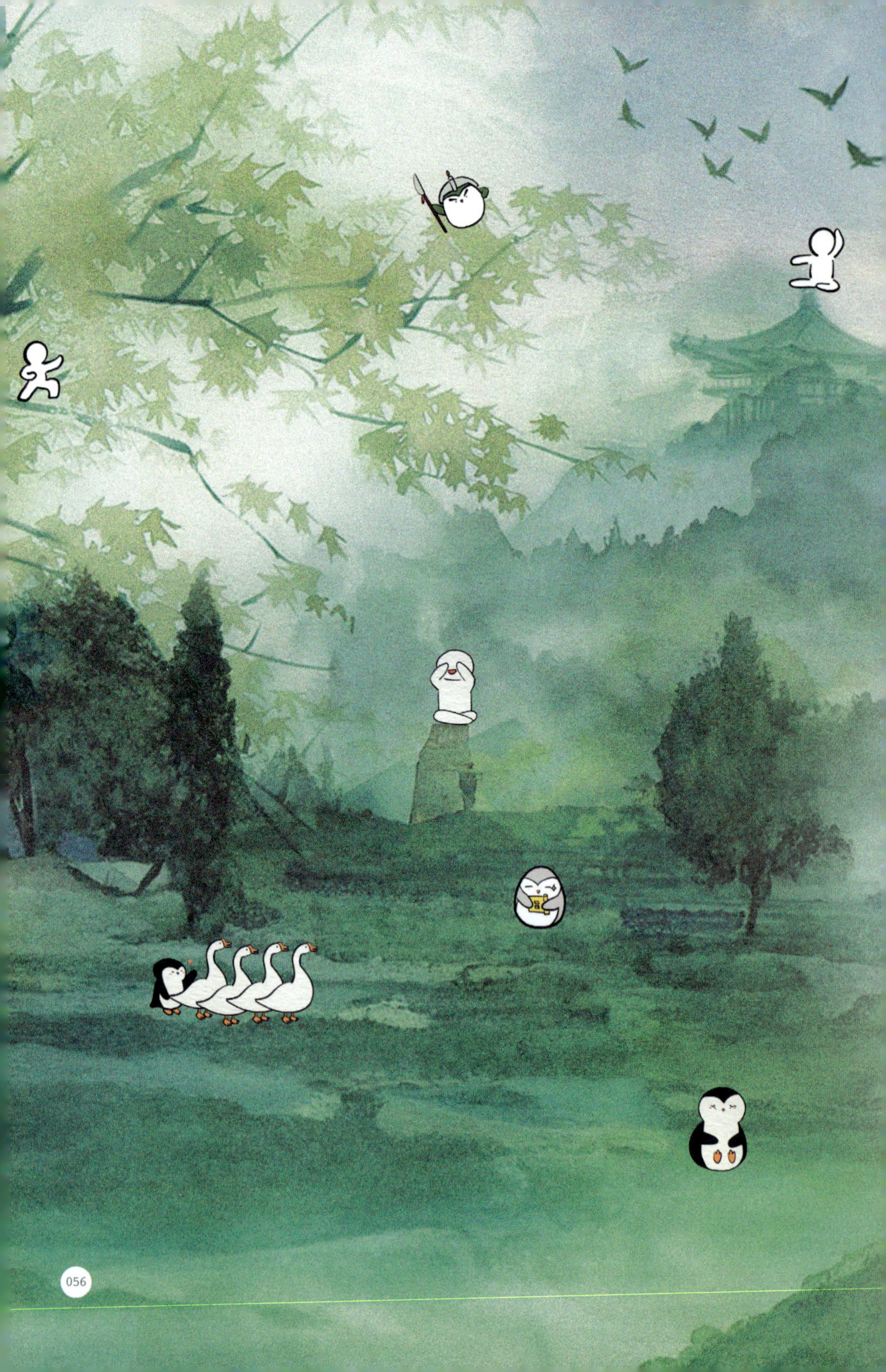

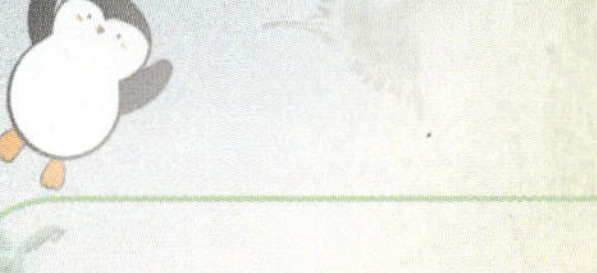

第一章節小結重點

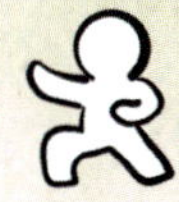

- 我們所有日常行為都可以是養生的一部分。
- 養生最重要的是適合自己和可以持續進行，只要能達到目標，方法是甚麼並不是太重要。
- 萬用養生公式：
  身體偏性（正／負）＋反偏性方法（負／正）＝健康平衡（零）
- 正確的養生就是選擇合適的方法減少體質偏向。
- 要形成養生習慣，我們只需要每週為健康改變一個選擇。
- 選擇食物時有三大原則：根據功能而食、根據體質而食及根據時令而食。
- 四季養生要點：春天要令氣血生長；夏天要活動激發陽氣；秋天要收斂氣血神志；冬天要安靜潛伏。

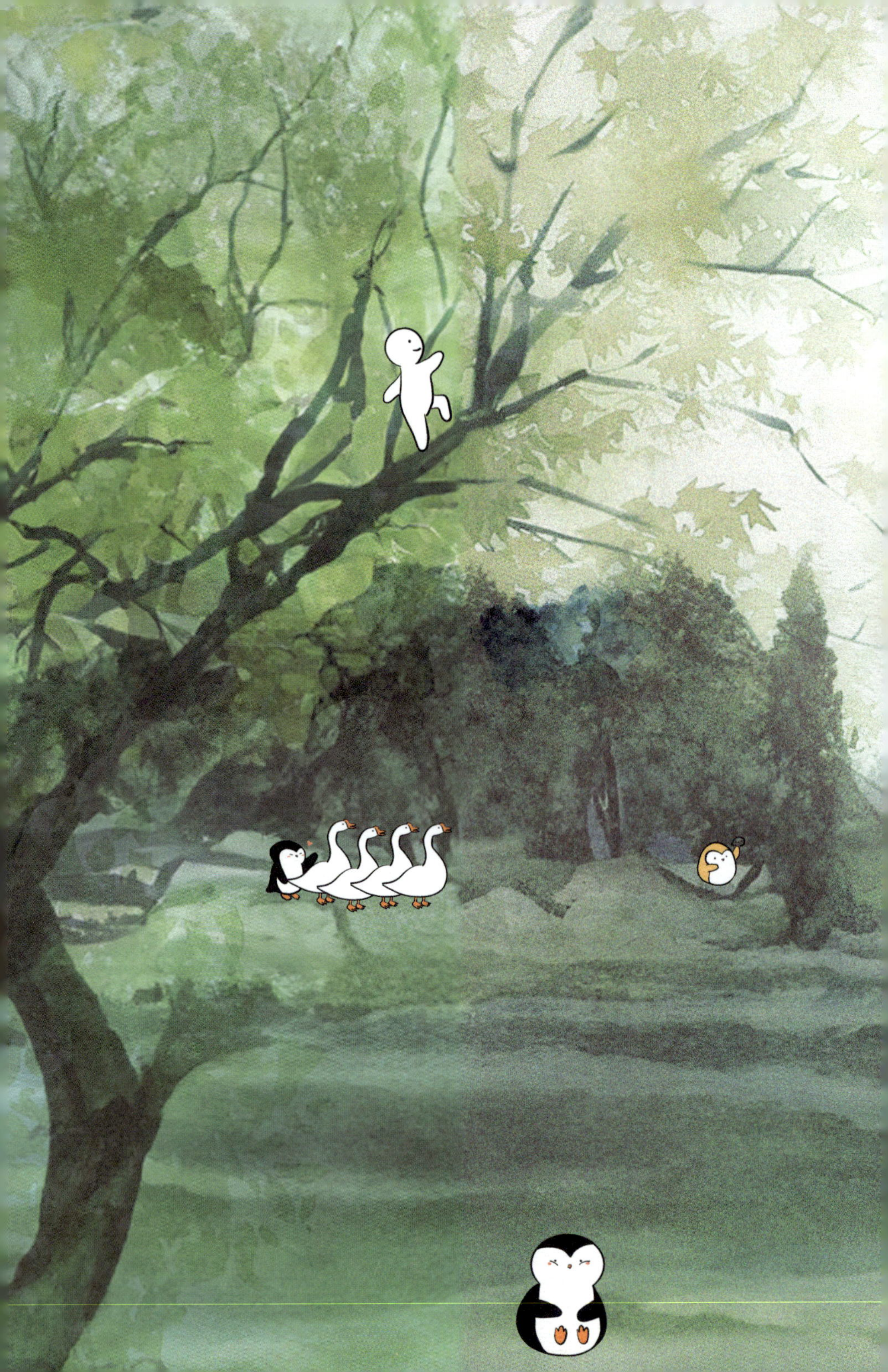

第二章：

自我體質辨識

了解自己的體質分型

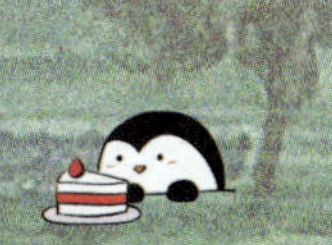

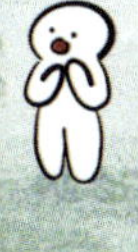

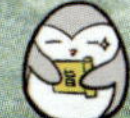

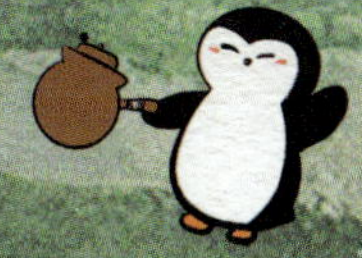

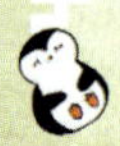

甚麼是體質？

體質是根據人體氣血的平衡狀態，按其特點而分類，不同體質會有不同的特點和發病傾向，因此調理養生的方法也會不一樣，常見的體質分類有中醫的九型體質、韓國盛行的四象體質和日本常用的方劑體質等。

中醫的九型體質

九型體質是近代普及的中醫體質分型，九種體質類型分別為平和型、氣虛型、陽虛型、陰虛型、痰濕型、濕熱型、血瘀型、氣鬱型和特稟型。除了平和型外，其餘八種體質可以同時出現，可以是以一種體質為主，也可以是多種體質混合出現的複雜體質。

九型體質是一種簡化的體質分類方法，主要應用於個人養生調理。我們可以根據自身的體質選擇適當的食療和日常調養方式，藉此改善健康，降低疾病風險。然而，在中醫臨床實踐中，我們遇到的實際狀況遠比九型體質複雜，需要整合分析臟腑表裏、氣血盛衰及環境氣候等多種因素，才能全面把握當刻個人身體狀態。因此真正的體質是很難以三言兩語刻劃出來的，所以當你向醫師詢問自己是甚麼「底」時，如果他們回答得含糊其詞，很可能是因為你的體質狀況較為複雜。

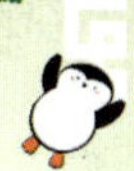

韓醫的四象體質

四象體質是近代韓醫常用的體質分型，四種體質類型分別是太陽人、少陽人、少陰人和太陰人。比較特別的是四象體質很重視個人性格和體型，我記得當我還在廣東省中醫院實習時，曾經遇上一位來自韓國的醫師，他使用的就是四象體質的診症方法，他會先為病人分類，然後在針灸治療時為不同體質類型的病人播放相應的五行音樂，藉此增強治療效果。

漢醫的方劑體質

方劑體質是眾多體質分類中最細緻，也是最複雜的一種分類方法。方劑體質是按照哪一類型方劑更能改善你的體質而分類，例如桂枝人及柴胡人等等，但因為這種分類比較精準，而且是直接指向治療用的方劑，因此服對藥的效果很明顯，但服錯藥的副作用也很大，嚴重的甚至會引致死亡。鑒別方劑體質必須要由專業醫師進行，並且要定期檢查個人體質是否有改變。

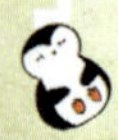

平和型

平和型是健康的體質，也是我們的養生目標。

平和型指我們身體正處於中和平衡的狀態，沒有向任何方向明顯偏移，氣血均充足，而且暢通流行。

此體質多出現於剛出生的嬰兒或生活樸素的人士。不良的飲食和生活習慣或異常天氣等都會令體質出現偏性，只有未受外界影響，或順應自然地生活的人士，才可以保持中和平衡的健康狀態。

體質特點 – 簡單自我檢查表格

☐ 體形勻稱，不會過胖或過瘦，也不會出現局部肥胖、水腫等問題。

☐ 面色紅潤，膚色均衡，皮膚也會有水潤光澤。

☐ 目光炯炯有神，聲音洪亮，視力和聽力都相對良好。

☐ 經常精力充沛，即使生活忙碌也很快恢復，不容易感到疲勞。

☐ 睡眠質素良好，晚上能輕易入睡，一覺醒來會感到精神爽利。

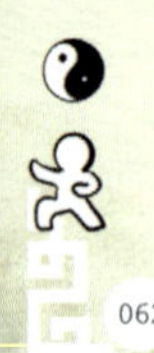

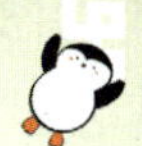

- ☐ 消化良好，不論食得很多或很少，身體都可以自行調節而不會出現不適。
- ☐ 大便每日一至三次，順暢不費力，形狀如香蕉，不軟不硬，而且成形。
- ☐ 小便顏色清或淡黃，清澈，暢順不分叉，無明顯氣味。
- ☐ 情緒穩定，就算因事而有情緒波動，也會相對快地回復平靜。
- ☐ 對於事物的適應度高，如天氣改變等。
- ☐ 不容易生病，或生病後很快好轉康復。

以上如果中了超過八項，恭喜你！你很大機會是健康的平和體質。

養生重點和食療

平和體質人士基本上不需要改變生活方式，因為他們現有的生活方式能讓他們的健康維持在平衡狀態，所以只要繼續保持就可以了。如果不想失去平和體質，養生方法應以順應自然為原則，根據四季氣的升降浮沉而活動，多注意飲食均衡、睡眠充足及勞逸結合等，基本上生病與他們無緣。

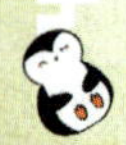

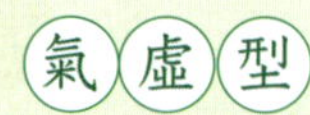

氣虛型的養生重點：以養氣為主。記得不要過度勞累。

氣虛型指我們身體的陽氣不足。當陽氣不足時，身體就缺乏足夠的動能，導致各項功能變得虛弱，而脾胃功能虛弱又會減慢氣血的生成，形成一個越來越虛弱的惡性循環。

這種體質常見於過度勞累或大病初癒的人。無論是體力勞動、過度思慮，還是抵抗疾病或身體修復等，都會消耗陽氣，當氣的消耗速度超過生成速度時，就會出現供不應求的狀況，也就是氣虛。

體質特點 – 簡單自我檢查表格

- □ 容易水腫或微胖，積聚的脂肪會相對難消除。
- □ 面色偏白，面部容易浮腫，但中午時會改善。
- □ 只要疲勞或到晚上，眼睛就會容易感到疲勞，甚至出現頭暈眼花。
- □ 說話聲音偏低無力，不喜歡多說話，就算用力大聲說話，旁人也會覺得聲線不足。
- □ 容易疲勞，不喜歡多活動。
- □ 只要勞累，症狀就會加重，而休息後所有症狀又會減輕。
- □ 消化功能相對弱，吃很少就會感到飽，但一會兒又會感到飢餓。

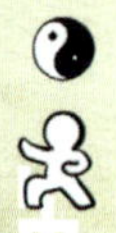

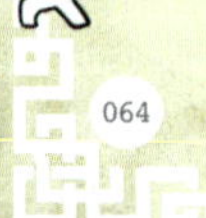

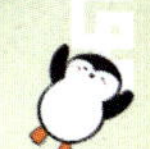

- ☐ 喜歡睡覺，或需要長時間睡眠，但即使睡很久，一覺醒來仍會感到疲倦。
- ☐ 大便會感到需花力氣才能排出。如果有痔瘡，可能會在便後滲出淡粉紅的血。
- ☐ 小便色接近透明，容易斷續不暢，或點滴而下。
- ☐ 情緒容易低落，會較易感到無動力。
- ☐ 容易感冒，或只要天氣轉冷就會打噴嚏和流清鼻水。
- ☐ 容易大量出汗，或經常無原故出汗，日間特別明顯。

如果中了超過五項或以上，你很大機會是氣虛體質，必須注意別太勞累。

養生重點

氣虛體質人士的養生重點是補氣和養氣。在補氣的同時，必須注意配合行氣，才能有效養氣。單純高強度補益陽氣很容易形成氣滯，就好像運輸系統，即使增加了運輸車輛數量，但如果那些車輛行駛緩慢，就會形成堵塞，無法有效運送貨物。保持高效且持久的養氣方法必須同時有補氣和行氣兩大元素。

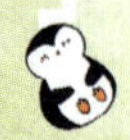

有關飲食

補氣行氣的食療適合改善氣虛體質。例如太子參可以補益脾肺，適合肺脾氣虛的人士；山藥（別名淮山）及黨參可以健脾益氣，適合脾胃虛弱的人士；黃芪（別名北芪）能補氣固表，適合表氣虛的人士；杜仲能補腎，適合腎氣虛弱的人士。

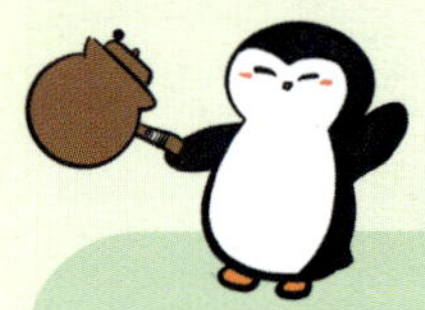

補氣湯水食譜（二至三人份量）

適合肺脾氣虛人士飲用。

材料：雞（去皮，連骨）半隻、山藥三十克、黨參十五克、白朮十五克、茯苓十五克、生薑（連皮）二片、紅棗（連核，擘開）三粒、鹽適量、水適量

做法：
1. 山藥、黨參、白朮、茯苓、生薑和紅棗泡在水中約三十分鐘。
2. 把雞肉切塊、洗淨，於鹽水中浸泡三十分鐘後氽燙約一分鐘。
3. 泡藥材的水連藥材和雞件一起加入鍋中，加入適量水，以大火煮沸騰後，轉小火煮約六十至九十分鐘。
4. 當加入雞肉煮至軟身可戳穿，加入適量鹽調味即可飲用。

注意：湯面的浮油含有不少油溶性的營養，不建議完全除去。

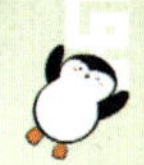

對於整體氣虛的人士，首要補益的是脾的陽氣，其次是肺的陽氣。脾是我們的後天之本及氣血生化之源，因此陽氣不足時，應首重提升脾的功能，這樣才能最有效地增強全身陽氣，補脾氣可以考慮服用四君子湯或香砂六君丸。肺氣與我們的衛外功能關係密切，肺氣虛弱容易染上感冒，導致陽氣進一步受損，補肺氣可以選擇飲用太子參水，太子參性質相對平和，一般長者和小孩子都可以飲用。

有關日常

氣虛體質人士應避免過度勞累，注意適度運動。許多人誤認為運動量越大，身體就會越強壯，但實際上只有適量運動才能令人壯健。我們運動時，氣血的運行會加強，因此會先耗用少量陽氣作為運行的動力，待氣血運行通暢後，臟腑的功能才會提升，進而加速生成新的氣血。因此，若我們本身已處於氣虛的狀態，根本沒有足夠的陽氣去推動氣血運行和維持臟腑的功能，那麼運動反而只會消耗陽氣，令氣虛加重。氣虛體質人士若想進行中高強度的運動，就需要配合補氣。

養氣要特別重視冬天及春天兩個季節：冬天是陽氣收藏的季節，春天是陽氣升發生長的季節。好像過山車升得越高，下衝的速度越強一樣，冬天的陽氣收藏得越好，春天的陽氣升發生長越快，我們的陽氣才會越來越強。

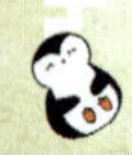

有關情緒

氣虛最忌過度悲傷或過度喜樂，「悲則氣消」、「喜則氣緩」，過度悲憂會使陽氣消散，過度喜樂會令陽氣弛緩，因此如果我們大哭一場或笑得太久、太劇烈時，都會有種很累的感覺，這是因為陽氣突然消耗太多而引致的。

企鵝小知識：甚麼是虛不受補？

虛不受補是指在服用補益藥物時，身體會出現不適症狀。主要原因有兩個：補益失誤和氣血不通。

我們身體的氣血需要處於平衡狀態，才不會出現明顯不適症狀，因此當氣血皆弱時，除了感到疲倦外，身體可能無其他明顯症狀。由於補陽氣比補陰血快，若在補益氣血時未有顧及氣血平衡，很容易會出現因陽氣比陰血強的「熱氣」症狀，如咽痛、失眠及煩躁等，讓人誤以為自己不能接受補益。使用丸劑緩緩進補，讓身體有時間自行調節氣血平衡，或請註冊中醫師定期調整氣血補益的比例，都可以減少因氣血失衡引起的不適。

另外，當氣血嚴重阻滯時，服用補藥反而可能加重阻塞，令不適症狀加劇。因此，在補益氣血的同時，應加入適量行氣活血的藥物，例如木香、川芎等，促進氣血運行，以減輕因氣血瘀滯所引起的不適。

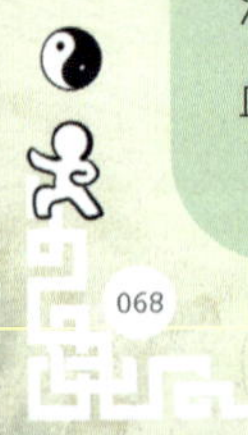

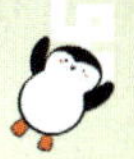

陽虛型

陽虛型的養生重點：以溫陽散寒為主。曬太陽是最經濟實惠的溫陽方法。

陽虛型是指陽氣嚴重不足，可視為氣虛型的進階版。陽氣具有溫煦的功效，能使我們身體保持溫暖，因此健康的人即使在寒冬中，身體也是溫暖的，相反陽虛型的人即使在炎炎夏日，也可能會感到寒冷。

此體質常見於患有長期疾病或大病之後的人士。許多小毛病或壞習慣都會慢慢消耗陽氣，例如早上吃沙律或喝冷飲等都會損傷脾胃的陽氣，日積月累就會形成陽虛。在演變成陽虛之前，身體通常已出現一些症狀，例如容易腹瀉及頭痛等，及早正視一些反覆出現的症狀能避免陽虛形成。陽氣是我們生命的根本，陽虛體質的人士應盡快改善個人健康，以免出現嚴重或難以逆轉的疾病。

體質特點 – 簡單自我檢查表格

☐ 反覆出現水腫，以下肢為主，而且水腫難以消退。

☐ 面色㿠白，或鼻樑、眼眶發青，唇色偏淡。

☐ 雙目無神。

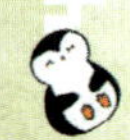

- □經常感到氣不足夠，所以一句話也不想多說。
- □容易疲勞，全身無氣力，喜歡坐或躺臥，經常給人沒精打彩的感覺。
- □需要大量睡眠，但有時會因為夜間感到冷而無法入睡。
- □大便稀爛不成形，或可以見到未完全消化的食物。
- □小便清長，或會出現小便頻密量多。
- □情緒低落沒動力，或會無原故地感到憂鬱。
- □非常怕冷，尤其是腹部或腰部或足部等地方。即使穿很多衣服也不會覺得熱。
- □消化不良，或沒有胃口，或不能一次吃很多，喜歡吃一些較軟糯和溫暖的食物。

如果中了超過五項或以上，你很大機會是陽虛體質，必須注意保暖和溫陽散寒。

養生重點

陽虛體質人士的養生重點是溫陽散寒，以溫熱的方法補充陽氣，常見方法有食療、溫性藥物、艾灸等。在春夏補陽氣可以事半功倍，因此陽虛體質人士在春夏要特別注意養生，改善體質；陽虛的症狀會在冬天加重，因此陽虛體質人士在秋冬則要預防嚴重疾病。

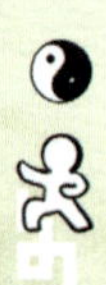

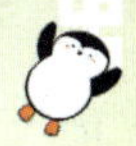

有關飲食

溫陽散寒的食療適合改善陽虛體質，例如生薑羊肉煲、胡椒豬肚湯及肉骨茶等。因脾陽虛而胃口欠佳或經常腹瀉的人士，可以多飲用紅糖生薑水，或在煲湯時加入乾薑以溫脾陽；因心陽虛而容易受驚或胸悶的人士可以多食用肉桂，或於晚上少酌一口中式白酒，如茅台酒、高粱酒及五加皮酒等，幫助溫煦胸中之陽；因腎陽虛而腰痠膝軟或足部冰冷的人士可多食用補腎陽的食療，例如巴戟天及鹿茸等。

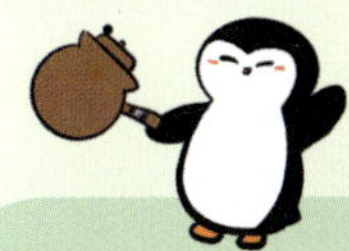

溫陽參酒食譜

溫陽參酒食譜
適合心陽氣虛弱人士飲用。

材料：高濃度（五十度至六十度）白酒一支、人參或水蔘一枝、肉桂兩條、陳皮一片、全當歸十二克

做法：
① 把藥材洗乾淨後盡量乾燥。
② 將藥材泡至酒中後密封容器。
③ 浸泡超過一個月，期間定期翻動藥酒。

注意：孕婦、哺乳期婦女、孩子或特定慢性病患者等都不宜喝酒。

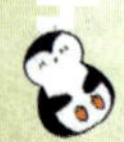

有關日常

陽虛體質人士應多曬太陽，幫助提升陽氣。曬太陽時應以背部為主，因為背部是督脈和足太陽膀胱經的所在處。督脈是「陽脈之海」，與陽氣升發關係密切，而足太陽膀胱經則包含與臟腑相連的背俞穴。曬太陽時無需完全脫去衣服，以免受寒，但要讓陽光的熱力能順利到達後項和背部。曬太陽最佳的時間是每天早上九時至十一時。

此外，陽虛體質人士使用暖包或暖水袋保暖時，應優先選擇小腹部位置，即肚臍下方的氣海穴和關元穴，此位置不僅有效使全身變得暖和，還能紓緩陽虛引起的症狀。其次是足底部，位於足底部的湧泉穴可以溫煦腎水，並激發腎陽，從而改善整體陽虛狀況。我們也可以根據個人體質需要熱敷不同部位：後項部大椎穴附近可紓緩陽虛引起的頭痛和肩頸痛等；胸中膻中穴可紓緩陽虛引起的咳嗽、胸悶和氣喘等；腰部腎俞穴和命門穴可紓緩腎陽虛引起的腰痠痛和下肢重墜等症狀。

有關情緒

陽虛會令人感到情緒低落和無動力，一旦勞累或長期休息不足，就很容易陷入一種難以擺脫的憂鬱感，包括感到身心疲憊，對大部分事物的興趣減退，甚至抗拒社交活動，這種

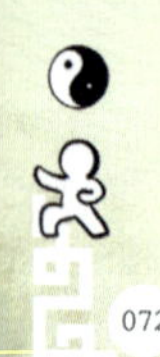

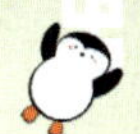

情緒低落的狀態很難單靠個人意志力來改善，整體表現與憂鬱症患者相似。然而，與憂鬱症患者不同的是，陽虛體質人士一般只要休息充足，陽虛症狀就會得到改善，低落的情緒也會逐漸好轉。

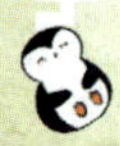

陰虛型

陰虛型的養生重點：
以養陰為主，酸酸甜甜可養血。

陰虛型指我們身體的精血不足。當精血不足，除了濡養身體的能力下降，身體也容易出現虛熱表現，即陰虛火旺。這就像一壺正在燒的水，最理想的狀態是水微微沸騰，不多不少剛剛好，若火太大，水會燒乾或溢出；若火太小，水就會停止沸騰，失去動力。虛熱是指水量不足，導致水煲過熱，而非火勢過大。

此體質常見於更年期女士、房事過多或經常勞心傷神的人士身上。不論是費神思考、男女房事或女生月事等，都是一些會耗用精血的事情。 因此當陰虛時，我們的集中力會降低，思考會變慢；而女士月經量會少或陰道會變得乾澀，男士則會不舉或精子質量下降。

體質特點 – 簡單自我檢查表格

☐ 體形偏瘦，難以長胖。

☐ 面色偏白無華或萎黃，唇色或指甲也偏向蒼白無血色。

☐ 雙目疲憊，或有明顯的黑眼圈。鼻腔或咽喉感到乾，甚至容易出血。

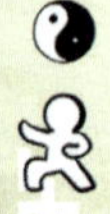

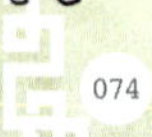

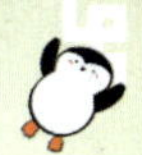

☐ 夜間精力相對旺盛，日間反而感到疲勞。

☐ 容易失眠，難以入睡。尤其是過了夜半零時，會因為陽不入陰而變得亢奮、精神。

☐ 大便質地偏乾，或呈粒狀如羊糞。

☐ 小便顏色偏黃，容易有氣味，或量比較少。

☐ 情緒容易緊張、急躁。

☐ 口乾，經常想喝水，即使喝水後，也未必能解渴。

☐ 手腳心熱，或會在半夜出汗。

☐ 四肢容易麻木，手足末端明顯。

☐ 前臂血管呈現微微凹陷的表現。

如果中了超過五項或以上，你很大機會是陰虛體質，記得要減少思考傷神。

養生重點

陰虛體質人士的養生重點是養陰補血，或需配合行血及清虛熱。養陰主要依靠食療和藥物，但養陰之品一般比較滋膩，容易形成脾胃積滯，因此養陰時，多配合行氣活血，而且要按步就班地調養，不能一次過滋補太過，否則會形成反效果。補陰的速度相對慢，所以在過度虛弱時，我們會先補氣，以氣化血，加快補血的速度。

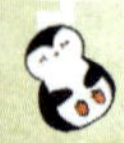

有關飲食

常見的養陰食物有花膠、海參、鮑魚、墨魚、章魚、雪梨、羊乳、胡桃、小麥、紅棗和杞子等。花膠和海參等口感厚重的食物更能補陰精，雪梨及甘蔗等口感水潤的食物更能補津液。如果陰精不足時，我們可以飲用含有生地、熟地及山藥（淮山）的湯水；陰虛火旺的人士可飲用菊花杞子水或蓮子百合糖水；補血可考慮飲用當歸紅棗蛋茶；津液不足而出現口乾等表現，可飲用雪梨水。

當歸紅棗蛋茶食譜

（一至二人份量）
適合血虛人士飲用。

材料：全當歸或當歸頭十二克、雞蛋一隻、紅棗（連核，擘開）兩粒、龍眼肉三粒、水適量

做法：
① 當歸、紅棗和龍眼肉泡在水中約三十分鐘。
② 雞蛋烚熟後去殼。
③ 將浸泡藥材的水連藥材和雞蛋一起加入鍋中，加入適量水，以大火煮沸騰後，轉小火煮約四十五至六十分鐘，即可。

注意：有痰濕的人士不宜服用。另可按個人需要加入蓮子、桑寄生或枸杞子。

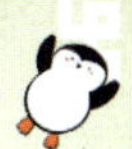

當我們身體有熱，陰分會慢慢被灼乾，令陰虛加重。味辛或大補陽氣的食物都有可能令陰虛加重，因此陰虛體質的人要避免食用辛辣的食物和香料，如胡椒、麻辣火鍋和酒等。

坊間有很多適合養陰補血的丸劑中成藥，例如治療肝腎陰虛的六味地黃丸、養陰降火的知柏地黃丸、治療心腎陰虛火動的天王補心丹、健脾補血養心的歸脾丸及陰陽雙補的白鳳丸等。只要向註冊中醫師確認個人體質需要後，便可以持續服用一段長時間以改善體質，養陰丸劑一般服用超過一個月才有明顯的療效。

有關日常

陰虛體質人士應避免熬夜，否則會很容易失眠，整晚都睡不好。當我們睡覺時，陽氣要藏入陰血，才能讓身體進入休息狀態，因此陰血不足的人容易因陽不入陰而失眠。在淩晨一時後，陽氣開始升發，此時陰虛人士會因亢奮而更難入睡。

陰虛可產生虛熱，令我們出現潮熱、咽乾痛、目乾澀或牙肉腫脹等虛火症狀。在環境過於乾燥或使用電暖爐時，這些虛熱症狀會更加明顯，所以在秋冬季節，陰虛體質的人應特別注意保濕潤燥，在環境濕度低於 55% 時使用放濕器，並盡量減少使用電暖爐。

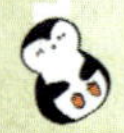

有關情緒

當陰血不足時，陽氣會容易亢動，使陰虛體質的人容易感到煩躁或易怒，這些情緒往往會突然爆發，難以控制。除了改善陰虛體質外，在夜間用海鹽溫水泡腳、靜坐冥想或練習深呼吸，都能幫助陽氣下降收藏，從而保持情緒平穩。

企鵝小知識：陰虛和血虛的分別

陰虛是一個統稱，包括陰精不足、陰血不足和津液不足。

陰精是指精華物質，是人體和臟腑的物質基礎；陰血是指營氣，是食物由脾胃取其精華後，上輸到肺脈而化成的，主要行於經脈之中；津液是指各種體液精華，其中津較為清稀，如汗、淚、唾、涕、尿等，主要在外濡養皮膚和五官等，而液則較為濃稠，如腦髓和細胞外液等，主要在內濡養臟腑和骨髓等。

陰精、陰血、津液同源，並可互相轉化，因此任意一方不足，會導致其他隨之虛弱。治療時，陰精不足會以補腎填精為主；陰血不足以養肝補血及健脾補血為主，輔以補肺養心；津液不足則以調理肺、脾、腎及三焦為主。

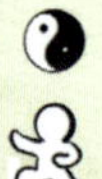

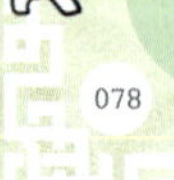

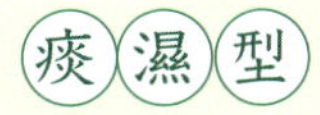

痰濕型的養生重點：以行氣祛濕為主，「氣行濕自化」，快動起來吧！

痰濕型是指身體內的水液停滯積聚，無法被正常使用而形成病邪。痰濕會阻礙氣血運行，從而導致臟腑功能下降，或使經絡阻塞不通而出現痠痛和沉重感。當體內痰濕過多，我們的分泌也會增多，包括鼻涕、痰涎和女士的帶下分泌等。痰濕的特點之一是纏綿，就像膠水一樣，一旦出現，就相對難清走，因此有關痰濕的病症會反反覆覆地出現，間中有好轉，突然又好像加重了，病程一般較長。

此體質常見於愛吃甜食、長期居住在潮濕地方或肥胖的人士。痰濕的形成有外在和內在原因：外在成因包括環境潮濕，或身體沾上濕氣後沒有拭擦乾淨等；內在成因則是有過量食用肥膩、黏膩、味道厚重或甜味的食物。另外，肺有輸布津液的功效，脾有運化水濕的能力，因此肺脾氣虛也會容易形成痰濕，故改善痰濕體質時，常會用到健運肺脾的方法。

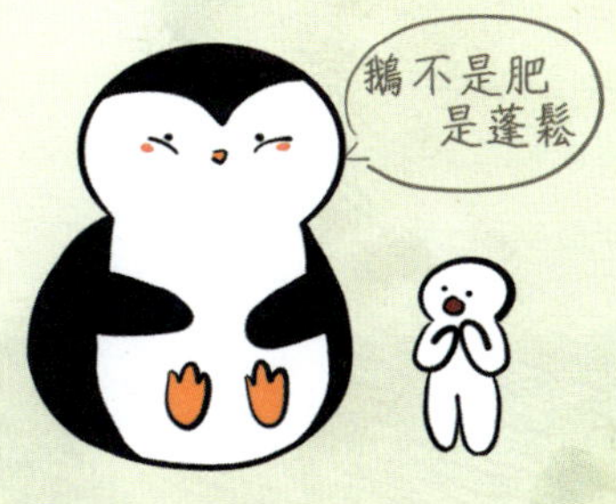

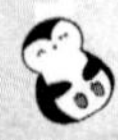

體質特點 – 簡單自我檢查表格

☐ 體形偏胖，脂肪容易積聚，容易出現中央肥胖或下肢肥胖。

☐ 面色偏淡灰，或膚色呈現一種清洗不去的淡灰色，污濁的感覺。

☐ 經常出現頭重或肩頸重，感覺像披了一塊厚重的布。

☐ 容易有鼻涕或痰，顏色以灰白色、乳白色或透明為主。

☐ 不喜歡飲水，或飲水後會出現胃脹等不適。

☐ 容易出現水腫，常見於頭面部、四肢或全身。

☐ 容易感到身體沉重和疲倦，尤其是下半身。

☐ 睡醒時仍然有疲倦感覺，或四肢很重，或水腫加重。

☐ 大便質地偏溏爛不成形，或成形但黏。

☐ 腸胃出現有如水流動的聲音。

☐ 小便量多，顏色透明或灰濁，或會在小便後出現點滴不淨。

☐ 皮膚容易出現水泡或滲液。

如果中了超過五項或以上，你很大機會是痰濕體質，要多活動身體。

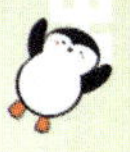

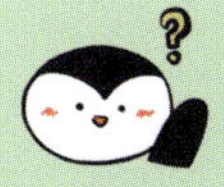

企鵝小知識：
不同部位的濕氣排除方法：

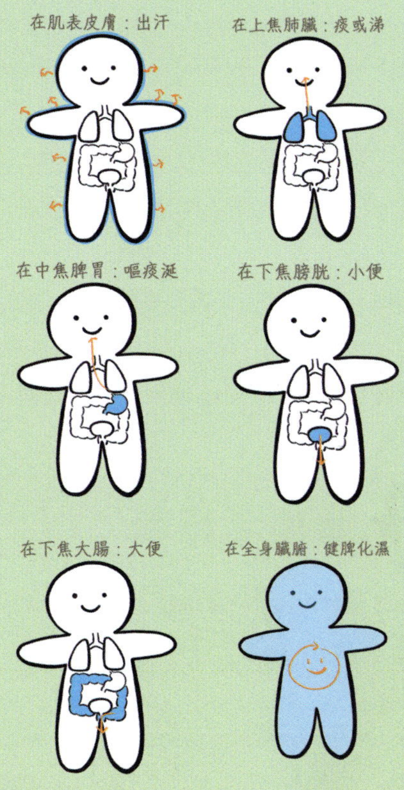

養生重點

痰濕體質人士的養生重點是行氣和祛濕。祛濕主要有兩種方法：排出痰濕和將痰濕化開。排出痰濕是最直接快捷的除濕方法， 體內的痰濕可以透過汗液、痰涎、鼻涕、小便或大便等分泌物排出體外；而將痰濕化開則常用於針對體內較深層或

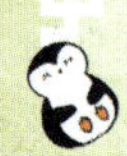

頑固的痰濕，多採用芳香化濕的方法，例如使用香味明顯的花草藥來行氣化濕。

有關飲食

痰濕體質人士應避免食用味道濃郁、口感黏膩、過甜或生冷的食物，例如奶油蛋糕、珍珠奶茶、沙律或白汁意粉等。

淡味食物有助利濕，例如粟米鬚及薏苡仁等，都是可以幫助排出體內濕氣的食物。此外，因為行氣可以幫助消除濕氣，痰濕體質人士可適量食用帶有香味或微辣的食物幫助化濕，例如花椒和芥菜等。

四神湯食譜

(二至三人份量)
適合脾虛夾濕人士飲用。

材料：茯苓二十克、山藥二十克、芡實十五克、蓮子十五克、水適量

做法：
1. 茯苓、山藥、芡實和蓮子泡在水中約三十分鐘。
2. 將浸泡藥材的水連藥材和雞蛋一起加入鍋中，加入適量水，以大火煮沸騰後，轉小火煮約四十五分鐘，即可。

注意：可按個人需要加入薏苡仁、陳皮或甘草。

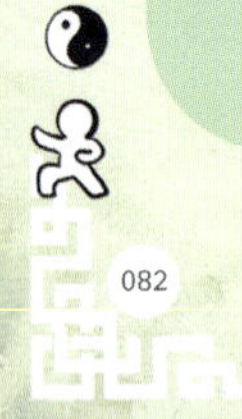

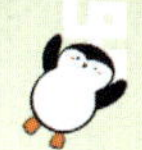

根據痰濕停留的位置和引起的病症，我們可以選用不同的食療改善體質。如果痰濕於肺部經常有白稠痰，可以服用川貝粉化痰止咳，成人一次保健用量大約是三顆川貝；如果痰濕在肌表，經常出現四肢水腫，可以飲用薏米水，一半生薏苡仁，一半炒過的熟薏苡仁，既能祛濕又不傷脾胃；如果胃中有水，經常「咕碌咕碌」作響，可以飲用生薑水化胃中水濕。

有關日常

痰濕體質人士應多做帶氧運動，避免久坐或久臥。進行帶氧運動時，強度要達到微微心跳加速和出汗的程度，每次持續約二十至三十分鐘。運動後會感到精神爽利和身體變得輕盈。帶氧運動能加速全身氣血流通，減少痰濕停聚的機會，同時能透過出汗祛濕。

外在的濕氣會加重體內的痰濕。環境濕度在 50% 至 65% 之間是最適合人體的，痰濕體質人士應定期抽濕，盡量將環境濕度維持在約 50% 至 55% 的乾爽水平，可以幫助減少體內濕氣。

此外，許多人習慣洗澡後讓頭髮自然風乾或沒有完全擦乾足部，這些都會加重體內濕氣，因此我們洗澡後，必須用熱風機吹乾頭髮和徹底拭乾身體，並且換上乾爽的衣服。

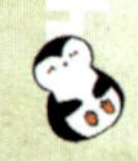

有關情緒

痰濕體質的人士容易覺得身體沉重、疲累沒動力，或因為全身痠痛而情緒低落，尤其在陰雨天時更為明顯。使用一些味道清香的線香或香氛蠟燭有可能有助改善心情，香氛蠟燭可選擇薄荷或柑橘類。

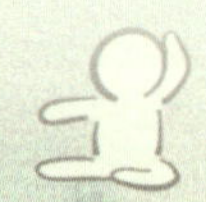

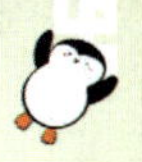

濕熱型

濕熱型的養生重點：
以清熱燥濕為主，減少澱粉質食物和香料。

濕熱型是指體內有痰濕，並伴有內熱，濕和熱互結會令濕熱皆難自然排出體外。濕熱成因分外因和內因，外因以環境地區潮濕炎熱為主，內因以飲食為主。當濕阻經絡時，陽氣也會停滯不通而化熱，形成濕熱，此時應以疏通為優先，同時清熱化濕，才能有效改善濕熱體質。

此體質常見於中年男士、有煙酒習慣或喜愛美食的人士。煙草、酒精飲品、紅肉和醬汁等都是容易引起濕熱之品，平日經常食用的話，會使體質改變，令體內形成濕熱。另外中年男士一般應酬較多，而且常以美食和酒水助樂，加上男士陽氣較旺盛，腸胃會相對容易形成濕熱。

體質特點 – 簡單自我檢查表格

☐ 體形偏胖，脂肪容易積聚，容易出現中央肥胖或下肢肥胖。

☐ 面部、鼻頭或頭髮容易出油。

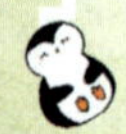

□ 容易有口氣、口苦或口中黏滯感。

□ 涕或痰會以黃色為主，嚴重可以出現臭味。

□ 不喜歡飲水，也無法吃太多，否則會出現腸胃不適。

□ 出汗會感到皮膚黏黏的，或會出現黃汗，染黃衣物。

□ 容易感到全身沉重和疲倦。

□ 睡醒時仍然有疲倦感覺，或四肢很重。

□ 大便質地偏溏爛不成形，或黏，多有臭味，嚴重會大便急迫不能忍耐。

□ 經常放屁，而且味重。

□ 小便顏色黃，甚至會出現濁，或小便時有灼熱感。

□ 容易有膿瘡，包括面部的痤瘡。

如果中了超過五項或以上，你很大機會是濕熱體質，要注意排毒。

養生重點

濕熱體質人士的養生重點是清熱燥濕，主要透過調整飲食而改善。減少進食量是其中一個重點，飲食進入體內後會先由脾胃運化，而濕熱多損傷脾胃，因此會使脾胃功能下降，減低食物運化能力，從而令飲食更容易停積，加重濕熱症狀。

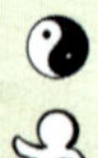

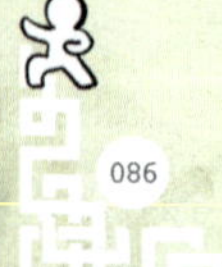

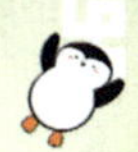

有關飲食

清熱祛濕的食療適合改善濕熱體質，例如五花茶、夏枯草、苦瓜和陳皮綠豆沙等。大腸濕熱而出現腹瀉的人士，可飲用老黃瓜粉葛赤小豆湯。濕熱體質人士宜大量食用蔬菜，除了大量蔬菜能增加飽腹感，減少肉類和澱粉質的攝取。另外，淺色的蔬菜和瓜果多是偏寒涼，例如芹菜、生菜、冬瓜和節瓜等，都能幫助改善濕熱體質。

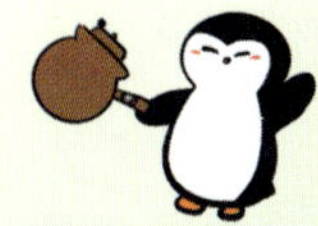

老黃瓜粉葛湯食譜

適合肺脾氣虛人士飲用。
(二至三人份量)

材料：老黃瓜半條、粉葛半條、赤小豆十五克、紅蘿蔔一條、粟米一條、瘦肉二百克、鹽適量、水適量

做法：
1. 老黃瓜、粉葛、赤小豆泡在水中約三十分鐘。
2. 紅蘿蔔和粟米切件備用
3. 瘦肉汆水備用。
4. 將浸泡藥材的水連藥材、紅蘿蔔、粟米和瘦肉一起加入鍋中，加入適量水，以大火煮沸騰後，轉小火煮約四十五分鐘。
5. 加入適量鹽調味即可飲用。

注意：陰虛人士不宜飲用。

濕熱體質人士在用餐時，應先食用蔬菜，再食用白肉和蛋等，減少食用紅肉和米飯類的澱粉質。另外應避免食用味道濃郁、多醬汁、口感黏膩、過甜、辛辣及油膩的食物，例如咖哩、粟米魚塊、三杯雞、沙嗲牛肉麵、肥牛等。

有關日常

濕熱多停滯在腸胃之中，因此濕熱體質人士需注意排便情況，大便不通會加重體內濕熱。視乎食量，成人每天一至三次大便也屬於正常，對於濕熱體質人士大便次數可能會增加，只要每次排便後都感到舒暢，並無疲勞或虛弱感就可以。

濕熱體質人士要避免悶焗的地方，夏天要特別小心中暑。衣物應選鬆身及透氣的物料，過度貼身的衣物會令濕熱難從汗中排出，而且會令體溫上升，加重不適風險。此外，桑拿、溫泉和高溫瑜伽等溫度高的地方，都有可能令濕熱體質人士出現頭暈或胸悶等症狀，應盡量避免。

有關情緒

濕熱體質的人士容易覺得煩躁，尤其是在悶焗的地方，體內濕熱引起的不適會更加明顯。要改善煩躁心情，可以多到陰涼地方進行伸展或帶氧運動，例如行山或游泳等。

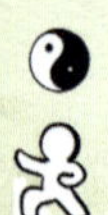
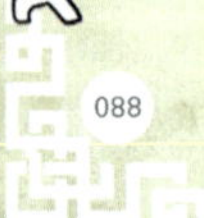

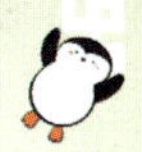

企鵝小知識：
濕熱體質在冬天是無敵的嗎？

濕熱體質確實不怎麼怕冷。試想想，在南方又濕又熱的夏天，是不是比在同一溫度但乾爽時感到更熱呢？這是因為濕氣會將熱困住，使熱更難向外透散，從而導致體溫上升，類似羽絨保暖的原理。

然而，濕熱體質的人在寒冬中雖然不易感到寒冷，但身體仍會受寒氣影響。如果體內原本就有濕熱，外在肌表又受寒邪侵襲，寒性的收引特性會使體內的濕熱更難排出，形成外寒內熱。因此，即使不覺得冷，濕熱體質的人在冬天時仍需要穿着鬆身長袖衣物。

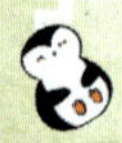

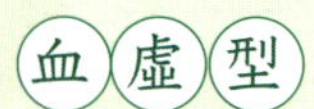

血瘀型的養生重點：
以行氣活血為主。按摩、拍打經絡都有幫助。

血瘀型是指體內的陰血停滯，無法被正常使用而形成病邪。除了跌打創傷外，當體內氣血受阻，運行不暢時，陰血也會停積在體內而成血瘀，就好像當水管中水流不夠強時，很容易會有沉積物一樣。

此體質常見於運動員及慢性病患者。血瘀體質人士多有持續的痛症，而且疼痛部位不會變動，屬定點疼痛，按到血瘀停積的部位時，疼痛會更加明顯。如果女士出現血瘀，很多時候會影響月經，例如有經至前的經痛及月經血塊多等。

體質特點 – 簡單自我檢查表格

- □ 容易有瘀青或色素沉着。
- □ 面色偏黯，膚色也比較暗啞無光。
- □ 黑眼圈比較明顯，而且難以散退。
- □ 唇色偏黯，或是紫黯、或是淡褐、或有唇周圍了深色的一圈。
- □ 前臂血管比較明顯，或有靜脈曲張，或皮膚表面出現微小紫紅色的絡脈。

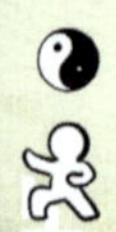

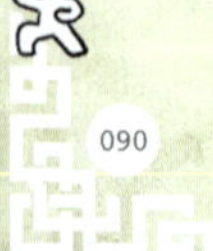

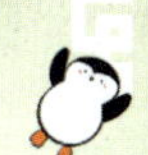

- ☐ 比較善忘，記性相對差。
- ☐ 容易有痛症，而且以刺痛為主。
- ☐ 皮膚粗糙，甚至會有如茶葉蛋般的紋理。
- ☐ 情緒容易起伏或暴躁。
- ☐ 胸或腹部有脹滿及刺痛感，或有硬的腫塊。

如果中了超過五項或以上，你很大機會是血瘀體質，要減少跌打外傷。

養生重點

血瘀體質人士的養生重點是行氣活血。除了像生產後、手術後或嚴重外傷等特殊原因外，氣血已失衡了好一段時間才會形成血瘀體質，所以改善血瘀體質會相對困難，需要持之以恆，並找出真正的成因，才能有效改變體質。常見的成因包括慢性疾病、骨骼歪斜錯位、經常情緒受壓抑及身體活動過少等。

有關飲食

行氣活血的食療適合改善血瘀體質，例如山楂、玫瑰花、木耳、紅花及薑黃等。女士在食用活血化瘀的食療時，請一定要先確保沒有懷孕，否則有可能會傷及胎兒！

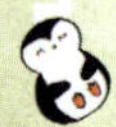

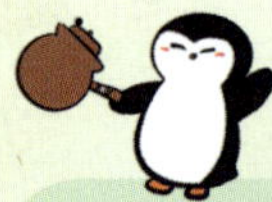

薑黃飯食譜

適合血瘀氣滯人士飲用。
（一人份量）

材料：白米半杯、薑黃粉半小匙、水適量

做法：① 白米、薑黃粉和水加入電飯煲中攪拌。
② 以一般煮飯模式煮飯。
③ 等待飯成。

注意：可按個人口味增加薑黃粉至一小匙。

近年坊間推崇紅花、丹參及三七粉等活血化瘀的產品，聲稱能改善心血管疾病及控制三高等，每天服用就能達到預防效果。然而，從中醫角度來看，兩者並無必然的直接關係。心血管疾病、高血壓及高膽固醇等都是慢性疾病，「久病入絡」，雖然長期的健康異常可以引起血瘀，但這些慢性健康問題多與氣虛、陽虛或陰虛有關，而非單純的血瘀所致，所以單純活血化瘀只能改善一部分問題，而不能徹底根治，若食療不適合個人體質，更無法達到預防效果。

有關日常

血瘀體質人士應多活動身體，進行伸展或帶氧運動，改善氣血運行。運動時應注意身體放鬆，很多人在運動時，會不自覺繃緊了身體，例如在跑步時聳肩，這樣反而會令氣

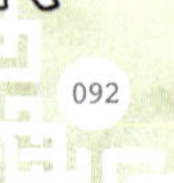

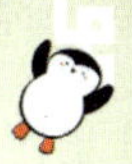

血停滯不通的情況加劇，進而加重血瘀症狀。

按摩和拍打經絡都有助改善血瘀體質。按摩時可配合一些行氣活血的精油，例如乳香精油、當歸精油、沒藥精油或薑黃精油等。拍打時要用空掌，以腰腿兩側（足厥陰肝經和足少陽膽經）和大關節（肩、肘、髖、膝）為主，詳細的保健拍打方法可以參閱第三章。

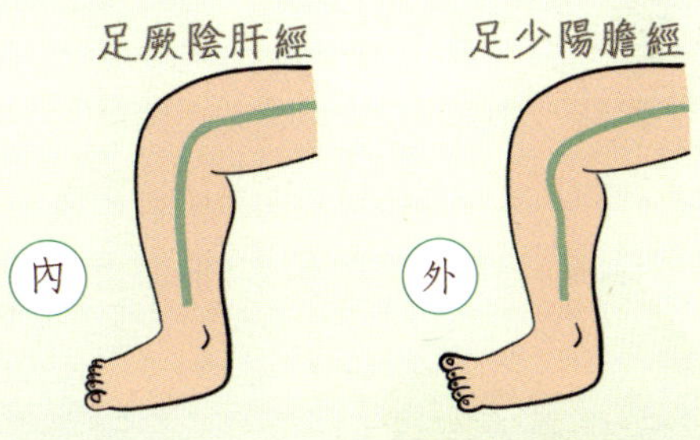

有關情緒

情緒鬱結容易導致氣滯血瘀，經常思慮過多或心思緊密的人都容易形成血瘀體質。當血瘀嚴重時，他們多半會出現胸悶或胸中刺痛的表現，尤其是在苦惱的時刻特別明顯，甚至會誤以為是心臟病發作。以體力勞動來幫助放空腦袋是一種很好的改善方法，運動能幫助清醒頭腦，運動不僅可使氣血運行更通暢，當我們專注身體的活動，精神也會開始放鬆，思緒得以暫時休息。

嚴重的血瘀體質會令人精神失常，胡言亂語，好像一個瘋子一樣，所以很多嚴重的精神病也與血瘀體質相關，當體內瘀血減少後，精神病症狀也可能會相應減輕。

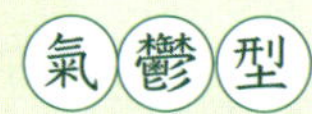

氣鬱型

氣鬱型的養生重點：以行氣解鬱為主。多到公園或森林做伸展吧。

氣鬱型指我們身體的陽氣阻塞不通。當陽氣停滯時，容易引起局部鬱熱，因此常伴隨「熱」的症狀，例如局部紅腫、發燒或咽部腫脹等。

談到氣鬱時，很多時候會與肝連上關係，這是因為「肝主疏泄」，肝的其中一個生理功能是疏通調暢全身的氣機，所以陽氣不通時，首先會影響肝，而肝的功能下降時，全身陽氣也會容易停滯。

此體質常見於壓力大、習慣忍耐或壓抑情緒和缺乏運動的人。情緒問題或長期維持單一姿勢都是導致陽氣不通的常見原因。

體質特點 – 簡單自我檢查表格

□ 肋骨外翻突起，或上腹部凸出脹起。

□ 頭部容易出現脹痛。

□ 咽喉部經常感到阻塞感，像有痰但吐不出一樣。

□ 容易感到脹滿感，如胃脹、腹脹及脅肋部脹等。

□ 經常噯氣（或稱嗝氣）或放屁。

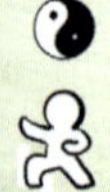

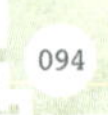

☐ 無原無故地嘆氣，深呼吸後會感到稍微舒服一些。

☐ 無原因容易生氣發怒，而且憤怒情緒會突然爆發。

☐ 容易有痛症，疼痛部位會移動，時強時弱的。

☐ 容易出現胸悶，或乳房、兩脅部脹滿疼痛。

☐ 關節腫脹，屈伸不利，嚴重會有手指脹麻。

☐ 緊張時，不適症狀會加重。

如果中了超過五項或以上，你很大機會是氣鬱體質，多放鬆心情去玩耍吧！

養生重點

氣鬱體質人士的養生重點是行氣。除了功能上引起的氣鬱，身體結構的歪斜也會出現氣鬱問題，當骨骼或肌肉、筋膜等軟組織不在正確位置時，氣的通道會受到阻塞，陽氣的運行也會受阻減慢，從而形成氣鬱。因此出現氣鬱症狀時，我們可以通過調整姿勢，令陽氣暫時通過阻塞的部位，而短暫緩解氣鬱引起的不適。

有關飲食

氣味清香的食物能幫助推動氣行，因此氣鬱體質人士應多食用帶有香味的食物，如洋葱、芫荽及花茶等。若因陽氣鬱

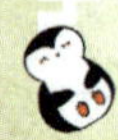

於頭部而感到頭目脹痛的人，可飲用菊花茶或薄荷水；因肺氣鬱結而感到胸悶或呼吸不暢順的人士，可食用白蘿蔔（萊菔）；因脾胃氣結而感到胃脹或噯氣的人，可多食用佛手柑和山楂；因脾胃氣滯而出現下痢腹痛等者，可飲用茉莉花茶；而因肝氣鬱滯而經常嘆氣及脅肋部脹痛，則可食用小茴香及玫瑰花。

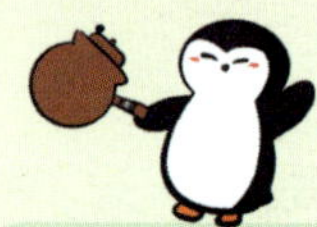

解鬱飲品食譜

適合氣鬱人士飲用。
（一人份量）

材料：玫瑰花三朵、檸檬一片、蜂蜜適量、溫水適量

做法：①溫水沖泡玫瑰花和檸檬。
②按喜好加入蜂蜜（可不加）。
③靜心享用。

注意：孕婦或幼兒等不能飲用。

有關日常

氣鬱體質人士應多活動身體，讓氣血加快運行，從而衝開陽氣鬱滯的地方。運動應以不會引起身體肌肉緊繃的帶氧運動為主，最理想的運動是游泳，其次是慢跑或急步走路。

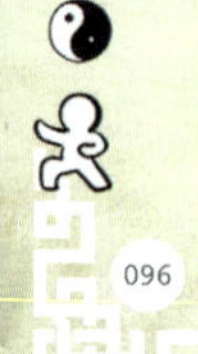

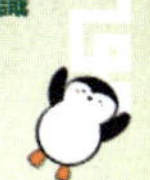

伸展運動也能幫助改善氣鬱，當我們進行伸展時，關節得以打開，使陽氣更容易達到手足末端，改善陽氣鬱滯的情況。

深呼吸對於改善氣鬱有很大幫助。當吸氣時，我們可以想像天地間的氣從頭頂和鼻腔流進胸腹，呼氣時，讓多餘的陽氣從手足末端排出體外。每次呼吸都要緩慢而順暢，切忌憋氣。（參考下圖）

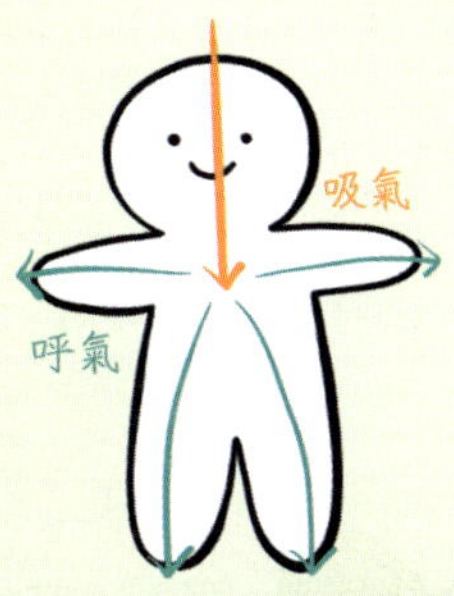

在過度鬱悶的環境中，氣鬱症狀會加重，因此氣鬱體質人士應避免長期逗留在焗促或過份壓迫的環境中，多到空曠的戶外活動，尤其是草木茂盛的地方，可以有助陽氣疏通，紓緩氣鬱症狀。

有關情緒

氣鬱體質人士會較容易出現情緒健康問題，嚴重的可以是焦慮症、抑鬱症或躁鬱症等情緒病。習慣忍耐、抑壓情緒和想法的人，更易形成氣鬱，他們往往會先察覺身體症狀，後才發現問題源於心理健康。定期釋放壓力和情緒，多與人交流或用文字傾吐心中想法，都是一些可以紓緩因情緒引起氣鬱的方法。

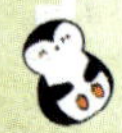

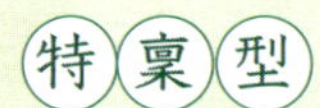

特稟型

特稟型的養生重點：避開一切過敏源。

特稟型是指身體回復平衡的能力下降，導致容易出現過敏反應，是一類特殊體質。由於特稟體質是因先天或遺傳因素造成，所以要完全消除比較困難，但我們可以控制過敏反應的強度和出現頻率，主要方法為飲食和日常習慣上的改變，亦可以透過能調和陰陽的針灸治療和氣功鍛練來改善體質。

過敏體質分為兩種，一種是先天的，也就是特稟體質，另一種是因為身體陰陽失衡而出現不適症狀，類似於過敏反應。後者的「過敏」問題是可以根治的，當令體質偏性加重，不適反應就會加重，反之如果體質偏性消失，「過敏反應」也會隨之消失。例如當濕熱體質的人食用牛肉後而出現皮疹時，很容易會被誤會為對牛肉過敏，但實際上是因為牛肉性溫，食用過多會加重體內濕熱，從而導致皮疹出現，只要調理改善濕熱體質，就能正常食用牛肉而不會出現皮疹。

體質特點 – 簡單自我檢查表格

☐ 每逢季節轉換時，都會出現不適症狀。

☐ 經常出現蕁麻疹，用指甲輕輕抓皮膚時，會出現明顯凸出的抓痕。

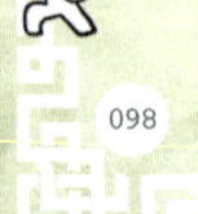

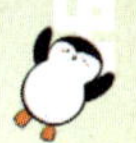

☐ 對光暗改變敏感，甚至會對突如其來的光暗改變感到不適。

☐ 對環境濕度改變敏感，不論濕度突然上升或下降都會引起不適反應。

☐ 對灰塵和花粉等過敏，接觸後可能會出現呼吸不暢、鼻敏感或皮疹等不適。

☐ 對特定食物過敏，食用後會出現不適症狀。

☐ 當轉換環境時，會感到難以適應，例如在陌生的旅館中會出現失眠或便秘等症狀。

☐ 當轉換生活方式時，例如更換工作等，會感到很大壓力，久久未能平伏。

☐ 當經歷時差改變時，例如旅行時，生理時鐘很難作出調整。

如果中了超過三項或以上，你很大機會是特稟體質，必須注意遠離致敏源。

養生重點

特稟體質人士的養生重點是要避開突然其來的轉變和致敏源。因為特殊體質的關係，特稟體質人士的陰陽會比較容易失衡，所以一切的養生重點都是要令自身的氣血陰陽盡量保持在平衡水平，包括飲食均衡、睡眠充足、勞逸結合和情緒穩定等。另外亦應盡量避免出現平和體質以外的其餘七種體質，任何一種體質偏向都會使特稟體質的過敏特點加重。

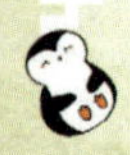

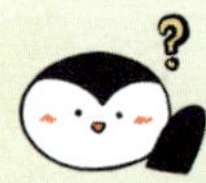

企鵝小知識：

頻繁接觸致敏源，就不會再出現過敏嗎?

這個觀念是錯誤的！貿然大量接觸致敏源可能會帶來嚴重的危險！

我曾在不只一位長輩口中聽過：「多接觸過敏的東西就不會再過敏。」這個想法可能源於他們觀察到反覆刺激會使身體對某種刺激變得麻木，不再產生警示反應。雖然在某些情況下，確實可能達到降低對致敏源的過敏反應，但這必須建立在身體有足夠調適能力，且能循序漸進地改變的基礎上。若驟然接觸高強度的致敏源，不僅在身體無法適應的情況下，反而會導致每次過敏反應更加嚴重，引發長期慢性炎症，更可能因呼吸氣道腫脹收窄而致死。

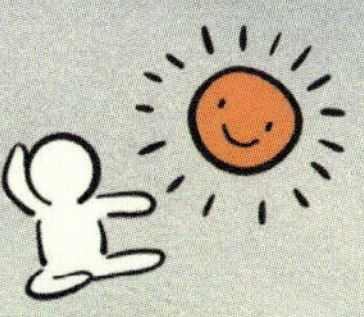

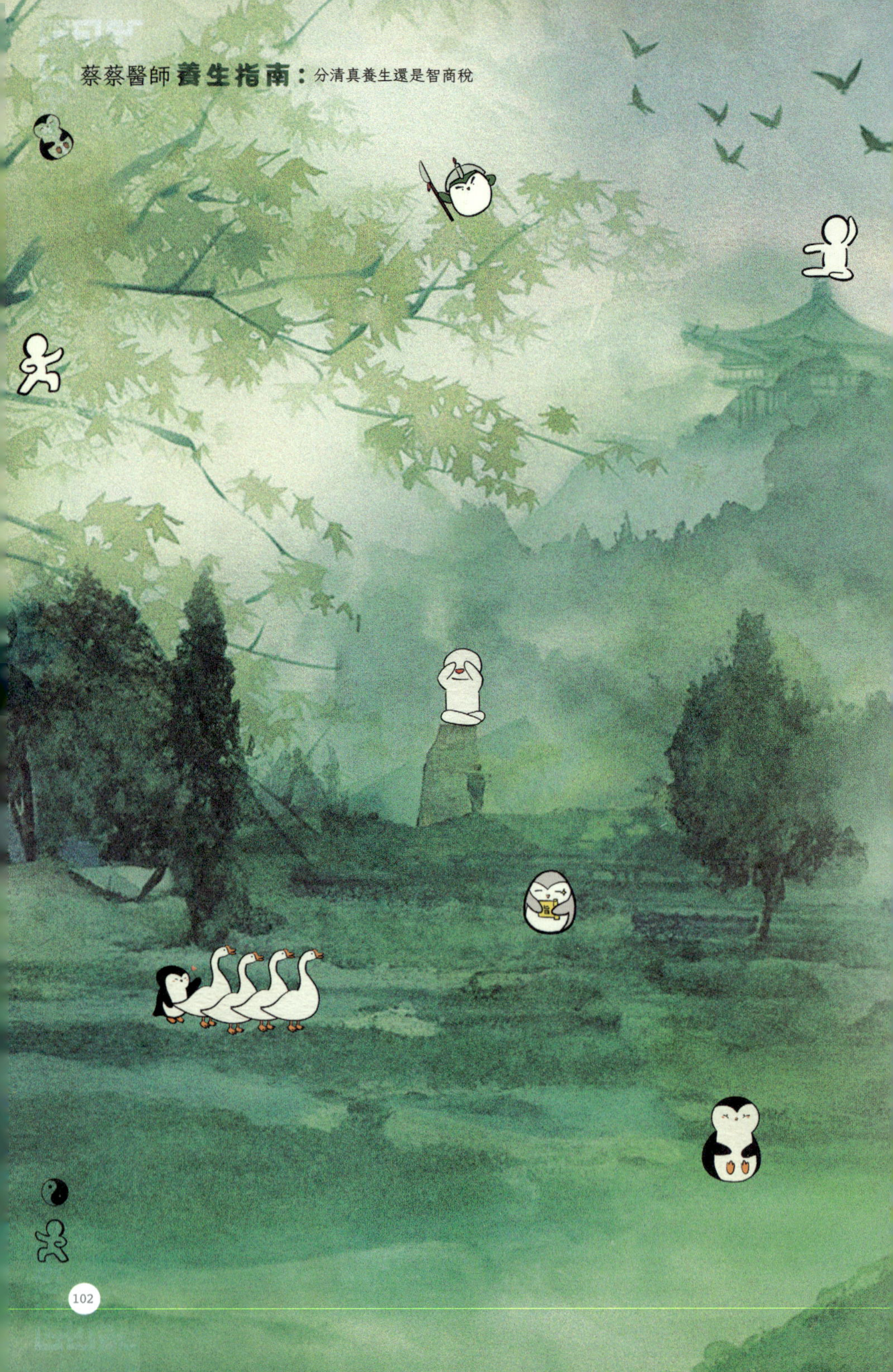

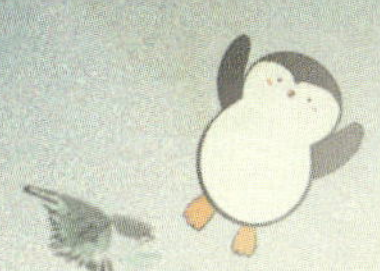

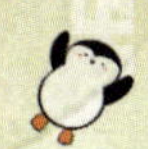

第二章節小結重點

- 養生要根據個人體質而選擇方法。
- 平和體質是追求健康的目標。
- 氣虛體質要補氣，並配合行氣。
- 陽虛體質要溫陽散寒。
- 陰虛體質要養陰，並配合行血和清虛熱。
- 痰濕體質要行氣祛濕。
- 濕熱體質要清熱祛濕，濕和熱要同時處理。
- 血瘀體質要活血化瘀。
- 氣鬱體質要行氣，特別要注意情緒健康。
- 特稟體質要避開致敏源和減少環境的改變。

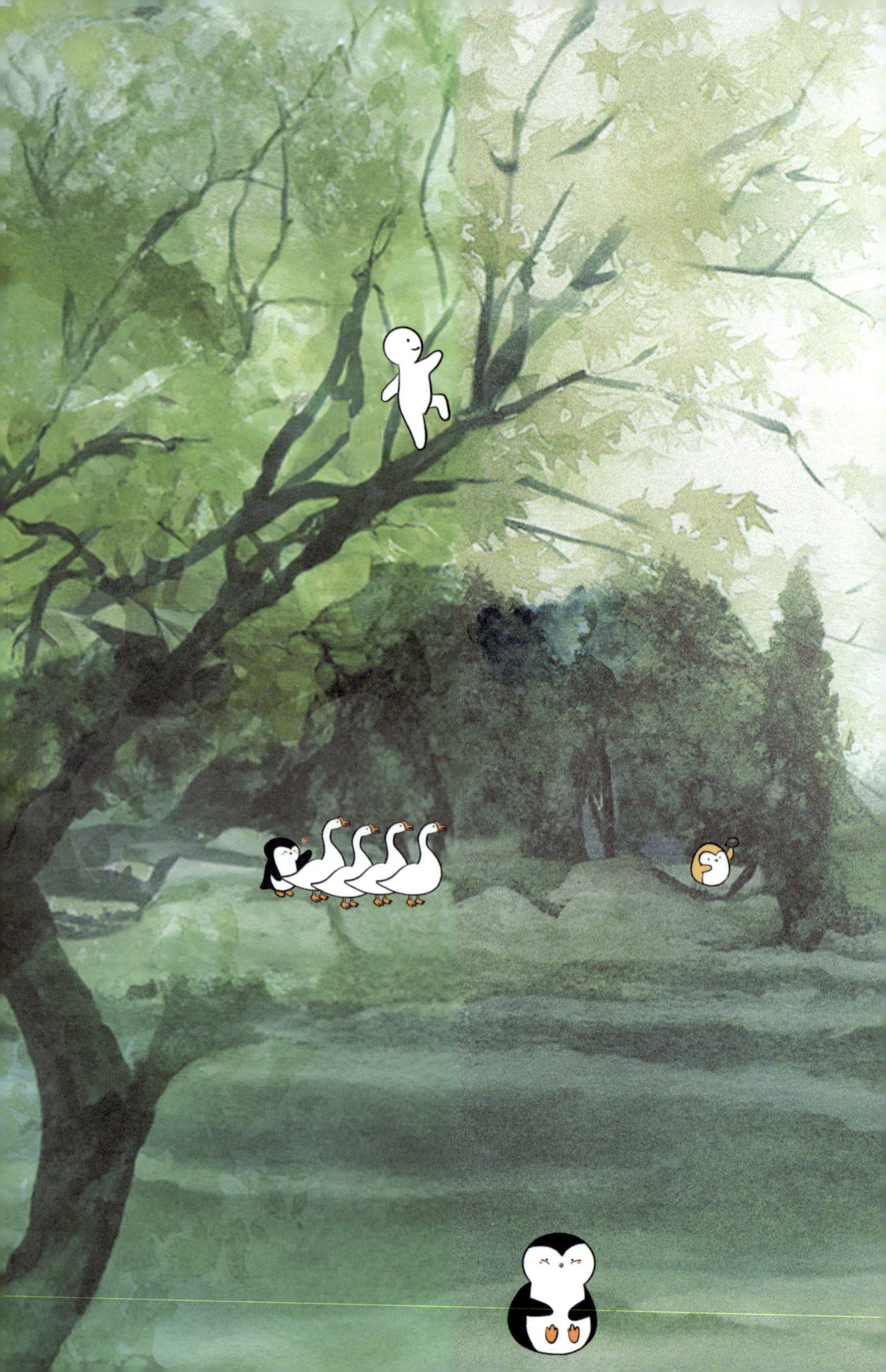

第三章：

這個養生方法適合我嗎？

坊間常見的養生方法拆解

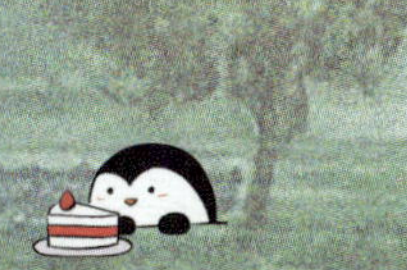

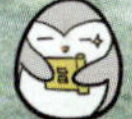

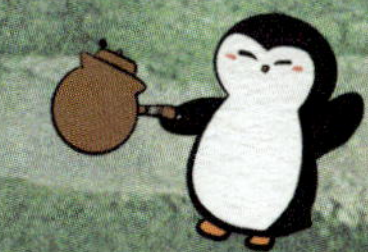

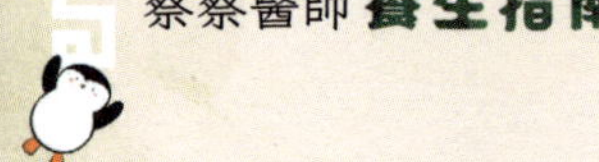

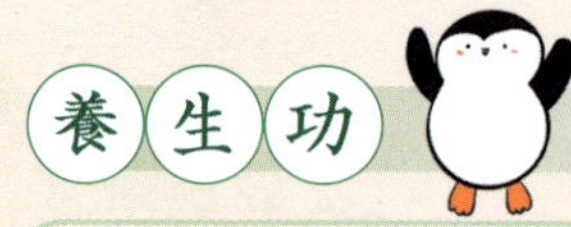

養生功

- 所有體質
- 每天練最少一組動作或三十分鐘

養生功雖然給人一種是老年人活動的印象，但其實它是一種中國傳統的健康修煉方法，就如武俠故事中的橋段，越年輕開始練習，對健康的益處越大，反而老年才開始鍛練養生功的效益比較低。

養生功是指通過動作、呼吸和意念的調整，達到通調氣血，養生保健的目的。養生功主要分為動功和靜功兩大類別，前者需配合動態動作，例如太極拳、八段錦、易筋經及五禽戲等，後者以靜態姿勢為主，包括站樁和坐禪等。動靜兩種功法配合練習，可以更有效改善健康。

養生功的動作一般比較緩慢柔和，並且要配合呼吸調氣息及意念調心神，達到「形神合一」的境界，使身體各個系統協調運作。雖然動作看似簡單，但每一個動作都有它特定的意義，好像大部分養生功都會出現雙手托天的動作，這個動作外表上只是單純向上伸展拉筋，實際上它包含了向上、向下和十二經絡的伸展等等，能將陽氣由身體中央向四肢通達，通調氣血。

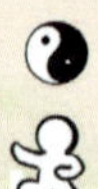

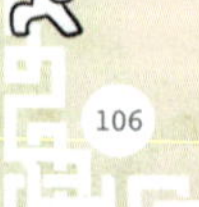

養生功鍛練適合所有體質的人士，但不同體質合適的功法會有所不同：氣虛、陽虛和陰虛體質較適合靜功；痰濕、濕熱、血瘀和氣鬱體質較適合動功；平和體質和特稟體質則動靜皆宜。剛開始鍛練養生功時，建議在專業指導下學習，確保動作正確，並按照自身情況調整練習時間和強度，循序漸進，建議每天練最少一組動作或三十分鐘。

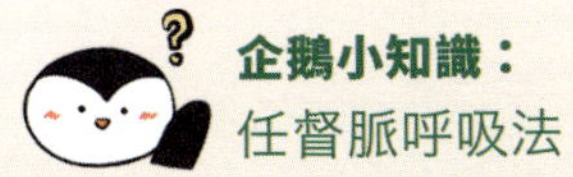

企鵝小知識：
任督脈呼吸法

任脈和督脈是我們身體兩條重要的經脈：任脈主要行於胸腹，主一身之陰氣；督脈主要行於後背部，主一身之陽氣。任督二脈通暢，一身的陰陽都會調和。

任督脈呼吸法和坊間所說的「小周天」有點相似，都是由督脈開始，經過任脈，形成一個循環。當吸氣時，意念想像有一股溫暖的氣流由腰骶部（長強穴），經過脊柱、頭頂最高點、再向前經過眉心，到達口部（齦交穴）；當呼氣時，想像氣流由唇下（承漿），經過咽喉、胸中和肚臍，到達外生殖器和肛門之間（會陰穴）。整個呼吸的過程都應該是輕鬆自在，無論是站姿或坐姿都可以，身體放鬆，精神集中在意念上，慢吸慢呼三次。注意，若練習時出現胸悶或想吐等表現，就要立即停止。

拔罐

✅濕熱體質、痰濕體質、血瘀體質、氣鬱體質

❎氣虛體質、陽虛體質

● 以保健為目的拔罐治療之間最少相隔兩週，需待罐印消失後才進行下一次治療，建議每次進行約五至十分鐘

拔罐是一種傳統中醫療法，透過在皮膚表面產生負壓，將罐子吸附在特定穴位或部位上，以達到疏通氣血及袪邪通絡的功效。現今拔罐主要分為火罐和真空罐兩種，前者包括玻璃罐和竹罐等，後者則有抽氣式和電動式真空拔罐器等。拔罐對於經絡阻塞的病症特別有效，例如各類痛症、全身痠痛和感冒等。然而需要注意，拔罐不僅會抽出邪實，也會使氣血隨之排出體外，屬於消耗氣血的療法，因此過度頻繁地拔罐會導致身體虛弱，體虛者、長者和小孩都應先諮詢註冊中醫師才進行治療。

火罐是借助火的熱力將罐下經絡的氣血和邪氣抽出，是一種強效的瀉法。火的性質是動和炎上，因此能抽出較為深層的邪氣，包括風邪、濕邪、熱邪及寒邪等。通過瀉袪局部氣血，經絡會變得通暢，氣滯和血瘀等「實」的問題可即時改善，同時促進新的氣血流入局部，改善氣血循環。由於火罐具有危險性，必須由專業人士操作，切勿自行在家嘗試，以免造成燙傷或其他意外。

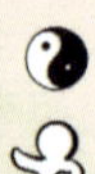
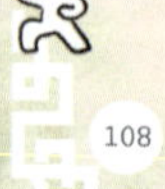

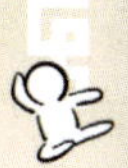

真空拔罐器是現代着重便利和安全性而出現的產品，主要由塑膠和抽氣裝置組成，由於無需明火，操作更安全，可避免燙傷風險。不過因為真空拔罐器僅靠負壓操作，抽出的邪氣位置會相對表淺，祛邪效果未必如火罐理想。綜合效果、安全性和便利性考量，真空拔罐器較適合日常保健使用。

電動真空拔罐是使用電動泵來產生負壓。與其他拔罐方法不同，火罐和真空拔罐器是一次性抽取至真空後靜止，待罐下邪氣完全排出時，局部肌表會變柔軟，使罐子自然鬆動脫落，而電動真空拔罐一般會持續維持較強的真空狀態，因此很容易會造成過度拔罐，因此不建議在家中自行使用電動真空拔罐。

拔罐適合濕熱體質、痰濕體質、血瘀體質和氣鬱體質的人士，而氣虛體質、陽虛體質的人士、十二歲以下小孩子和孕婦則應避免。拔罐應按需要選擇在腰背的大肌肉或上肢和小腿肌肉豐厚處進行，避免在骨頭上、頸部大血管或胸腹部等進行拔罐，以防骨膜發炎或大出血。

建議每次留罐約五至十分鐘，留罐時間過長可引致皮膚損傷、炎症和水泡等不適。保健性質的拔罐治療應相隔最少兩週，並需待罐印消失後才進行下一次治療。

企鵝小知識：

拔罐常用部位及罐印的顏色

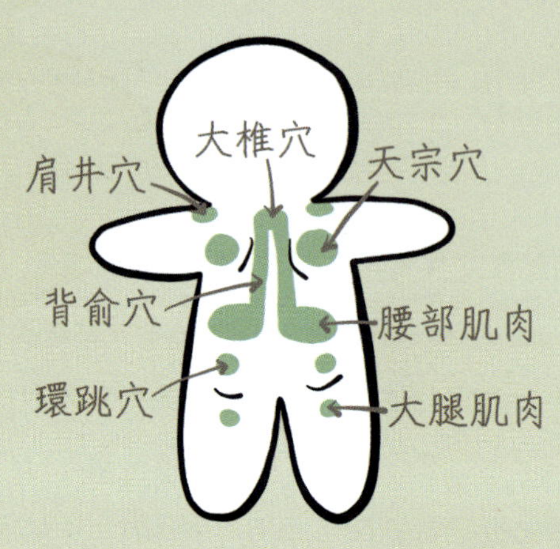

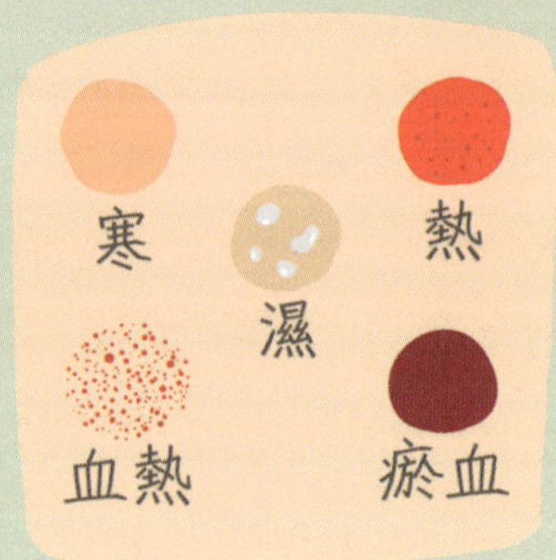

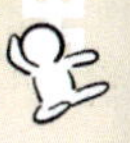

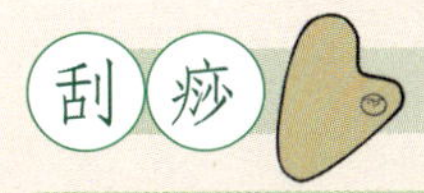

刮痧

- 濕熱體質、痰濕體質、血瘀體質、氣鬱體質
- 氣虛體質、陽虛體質、特稟體質
- 保健為目的刮痧治療之間最少相隔一個月，及待痧印消失後才進行下一次治療

刮痧是一種傳統中醫保健療法，通過使用表面光滑的工具，(如牛角刮痧板、砭石板或瓷匙，在皮膚表面進行刮擦，以達到疏通經絡及行氣活血的功效。刮痧後皮膚會出現紅痕，這是正常現象，通常會在五天內消退。

刮痧的目的是為了疏通局部氣血，常用於如筋結等氣血阻塞的位置。筋結是體表上能摸到成串或散在的結塊，透過刮痧可以解開這些結塊，恢復經絡的暢通。進行保健性刮痧時，我們通常會在腰背部的足太陽膀胱經（由頭部往足部方向輕刮）、在上肢手陽明大腸經（由手向肩部方向輕刮）或在肩部的肩井穴（由項到肩方向刮擦）進行。

刮痧中的「痧」是指積聚在體表的病邪。當人體受到外邪侵襲或內在臟腑功能失調時，這些病邪會在體表形成瘀滯，阻礙氣血運行。當我們刮擦體表時，腠理會打開，讓積聚的病邪有路徑離開身體，形成「痧」。不同顏色的痧痕反映不同的邪實：深紫色表示明顯的氣血瘀滯或血熱問題；鮮紅色多見於體內有熱；淡紅色而浮腫則代表風邪或濕邪。

刮痧適合濕熱體質、痰濕體質、血瘀體質和氣鬱體質的人士，而氣虛體質、陽虛體質和特稟體質的人士則應避免。刮痧應避免在傷口或皮膚病變處進行，力度要適中，不可過重。如在同一位置重複刮擦三次仍無明顯痧痕，可能代表該處並無邪實，或邪實位置較深，這兩種情況都不適合繼續刮痧。

企鵝小知識：

刮痧、走罐及筋膜刀的分別

刮痧、走罐及筋膜刀這三種治療方法都是針對軟組織的常見治療手法，但各有不同的特點和適用情況：

刮痧是中醫治療手法之一，用特製的工具，沿着經絡的方向重複刮擦皮膚，直到出現痧點，主要用於疏通經絡，促進氣血運行，有散寒、祛濕、清熱的功效，適合感冒初期、肌肉疼痛等症狀 。

走罐也是中醫治療手法之一，方法原理類似拔罐，是將罐子吸附在皮膚上，然後來回移動，或短暫而反覆吸附在皮膚上（閃罐），過程有可能出現痧點，主要用於疏通經絡，排除邪實，適合感冒、肌肉緊張疼痛、風寒束表等症狀 。

筋膜刀是較現代的治療工具，多由物理治療師、運動治療師或其他痛症治療師使用，其原理是透過鬆解筋膜組織的黏連，而改善痛症和結構問題。使用筋膜刀時，手法需要輕功，精確地作用於筋膜層，大部分情況都只會出現輕微紅腫，而不會出現痧點。

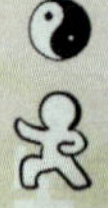

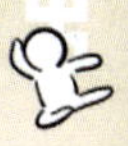

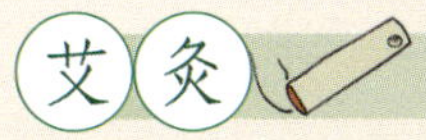

艾灸

- ✓ 氣虛體質、陽虛體質、痰濕體質、血瘀體質
- ✗ 陰虛體質、濕熱體質
- 保健為目的艾灸治療可以每一至兩週一次，冬天次數可以增多，每次約十至三十分鐘

艾灸是一種傳統中醫保健療法，通過燃燒艾絨，將艾草的藥氣滲透至穴位和經絡中，從而達到溫陽散寒，行氣活血的功效。艾灸治療能補能瀉，常見的施灸方法包括配合手法的艾灸和定點灸。施灸部位多選在腰背部的背俞穴、腹部的腹募穴或任督二脈的穴位，不同穴位和手法的組合可以產生不同的治療效果。

在定點艾灸時，我們可以在艾柱下放置不同材料進行隔物灸，常用的材料包括蒜、薑、鹽和附子等。隔蒜灸主要治療痈疽腫痛；隔薑灸適合脾胃虛寒者，可改善食慾不振和腸胃不適；隔鹽灸具有回陽救逆的功效，用於急症；隔附子灸雖有溫腎壯陽作用，但因附子有毒，過量誤服可致中毒死亡，故不建議自行使用。

艾灸適合氣虛體質、陽虛體質、痰濕體質和血瘀體質的人士，而陰虛體質和濕熱體質的人士則應避免。小童、孕婦

或糖尿病患者在施灸前須諮詢註冊中醫師。進行艾灸時，進行艾灸時要預防燙傷，建議準備清水和濕毛巾，以便艾絨不慎掉落時及時降溫。由於艾灸氣味較重，應在通風處進行，但須防止風吹引起火災。完成後，必須確認艾絨完全熄滅才可處理艾灰。

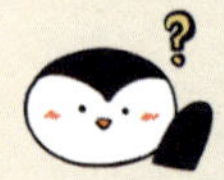

企鵝小知識：

誰需要暖宮？

暖宮是指溫暖胞宮（包括子宮、卵巢和輸卵管），是一種針對性的治療，適用於胞宮或下焦虛寒的女士，如果是陰虛或下焦濕熱的女士則不適宜進行暖宮治療。最常用的暖宮方法是艾灸下腹部以溫經散寒，也可以透過內服中藥達到暖宮的效果。暖宮不謹可以治療宮寒，幫助調節月經週期、改善經期不適和痛經，還能改善虛寒體質、治療衝脈、任脈和督脈有關的疾病。

宮寒是指胞宮有寒邪。有宮寒的女士通常會出現月經不調，如劇烈經痛、血塊多、月經週期延後或月經不暢，亦可伴有小腹冷、腰痠、怕冷、帶下多和水腫等症狀。宮寒可以導致子宮肌瘤、不孕及痛經等病症。

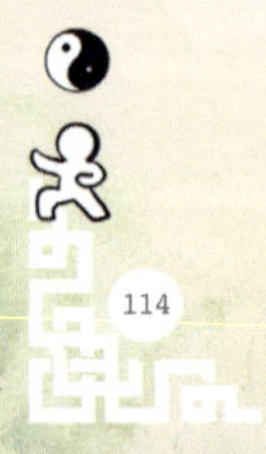

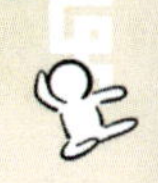

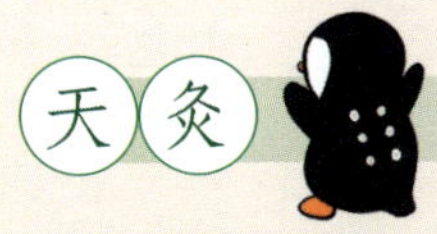

天灸

✅ 氣虛體質、陽虛體質、痰濕體質

❎ 陰虛體質、濕熱體質、特稟體質

● 夏天的三伏天灸和冬天的三九天灸

天灸是一種傳統中醫保健療法，在特定日子進行灸貼，透過皮膚吸收，將溫陽藥物的藥性滲透至穴位之中，達到溫陽散寒，行氣祛濕的作用。古時天灸又稱為發泡灸，意思是需要要刺激至局部皮膚發泡，才能達至理想療效。然而，因發泡會引起較劇烈的局部炎症，水泡若破裂且處理不當，就會有感染風險，所以現代一般不再強求發泡。

天灸分為夏天的三伏天灸和冬天的三九天灸。三伏天灸的日子是根據農曆（陰曆）來推算，每年的實際日子都不同。從夏至後的第三個庚日為初伏開始，第四個庚日為中伏開始，立秋後第一個庚日為末伏開始，此三段時期是古人根據統計，推斷為一年中陽氣最旺盛的日子。藉助天地之陽氣和溫性藥物的藥氣，不僅能增強我們體內的陽氣，改善健康，還能驅除潛伏在體內的寒氣，達到預防疾病和治療頑固寒症的目的。

三九天灸的日子是根據公曆（陽曆）來推算。以冬至當天為初灸，冬至後第九天為二灸，第十八天為三灸。冬至是一年中陰寒最重的時候，從這天起陰極轉陽，陽氣開始升發，因此冬灸可以借助天地升發之氣和辛溫藥物的藥氣，幫助我們提升陽氣，改善健康，並可以治療寒性相關的疾病及改善寒性體質。

天灸對於治療寒、濕相關的疾病特別有效，常用於治療哮喘、慢性寒咳、關節僵硬疼痛、怕冷、遺尿、消化不良、腹冷泄瀉、容易感冒、痛經、陽萎和下肢水腫等。貼灸後數天內，局部皮膚有可能會出現輕微紅腫和痕癢，之後可能會出現水泡、脫屑和色素沉着，這些都屬正常反應。

天灸適合氣虛體質、陽虛體質和痰濕體質的人士，而陰虛體質、濕熱體質和特稟體質的人士則應避免。兩歲以下小童、孕婦、哺母乳中的媽媽、皮膚過敏或有皮膚病、糖尿病患者、發燒或有急性感染的患者都未必適合進行天灸治療，請先諮詢註冊中醫師。

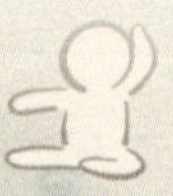

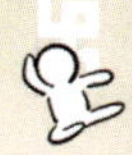

泡足

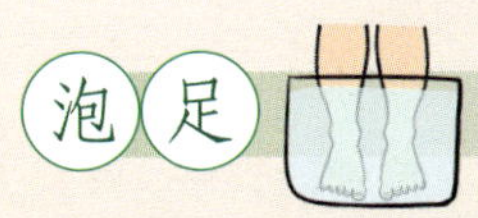

- ✔ 氣虛體質、陽虛體質、陰虛體質、血瘀體質、氣鬱體質
- ✖ 濕熱體質、痰濕體質
- ● 宜於晚上進行，每次約十至二十分鐘

泡足，又稱足浴，是一種將雙腳浸泡在溫水中的養生保健方法，有溫陽和潛陽的作用，常用於促進氣血循環和改善睡眠質素。我們的足部包含很多重要的穴位，其中足三陰經的井穴都位於足部，井穴是經絡的源頭，就好像河流之始，對調整經絡和臟腑氣血有重要作用。在泡足水中加入不同的材料可以達到不同的養生作用，但在加入材料前，應注意對該材料是否過敏。

花椒有溫陽散寒的作用，因此以花椒水泡足適合寒氣較強的人士使用，常見症狀有如要裂開的劇烈頭痛、劇烈抽搐的經痛或全身肌肉緊繃如石頭等，一般症狀在寒冷環境或遇冷風時加重，一把花椒加入水中，熬至香味散出就能使用。

薑皮有散寒解表作用，因此患上輕微感冒或生產後都可以用薑皮水泡足，驅散體表寒氣。使用薑皮水泡足後，應有全身溫暖，甚至微微出汗的效果。如果夾有濕氣，可以使用薑片，約三片薄薑片即可，以免薑汁的刺激性太大，使皮膚過敏。

艾葉有溫經散寒的作用，適合脾腎陽虛的人士。建議採用新鮮或乾燥的艾葉作為泡足之用，而非艾條中的艾絨。將艾葉加入開水中，熬約十分鐘就能使用。

薑黃有活血行氣及通經止痛的作用，適合氣滯血瘀的人士使用，尤其是有長期痛症的人士。注意，薑黃不是我們日常食用的生薑，而是煮咖喱時會用到的香料。可以直接使用薑黃粉，約二至三茶匙即可，但因為薑黃有染色效果，因此在浸泡薑黃水後，足部有機會呈現成黃色。

鹽水泡足也是常見的方法。足部有很多足少陰腎經的穴位，而鹹味與腎相應，因此鹽水泡足有補腎的功效。建議選用海鹽，約三至四湯匙即可，鹽水泡足能幫助交通心腎，潛降虛火，幫助入眠。

泡足適合氣虛體質、陽虛體質、陰虛體質、血瘀體質和氣鬱體質人士 ，而濕熱體質和痰濕體質的人士則不合適。泡足宜在晚上約九時至十一時進行，每次浸泡約十至二十分鐘，水位應達到足踝上一隻手掌的位置，即剛剛高於三陰交穴。一般建議水溫控制在約四十度，以感覺舒適為準，但要小心水溫過高而燙傷。泡足後應用溫暖的清水沖洗，再拭乾足部，以免過敏或寒濕進入體內。另外不宜空腹或飯後立即泡足，不然會容易出現頭暈不適。過度虛弱的人士、孕婦、女士經期間、患有心臟病、高血壓、糖尿病或足部皮疹的患者，都建議先諮詢註冊中醫師才進行泡足。

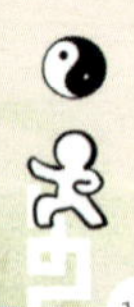

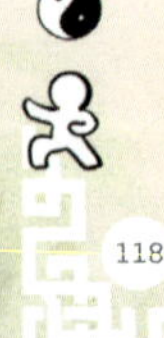

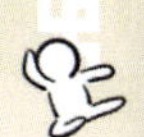

經絡拍打

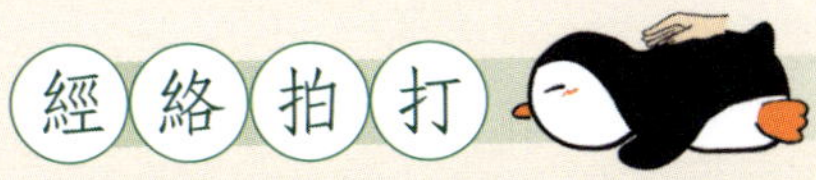

- ✔ 痰濕體質、血瘀體質、氣鬱體質
- ✖ 氣虛體質、陽虛體質、陰虛體質、特稟體質
- 空掌拍打大關節、腰背部或大腿內外側

經絡拍打（又稱為拍打功）常常被神化其功效，坊間傳聞「拍打可以排病氣，大力打至出痧才行」，但實際上偶爾拍打對疏通氣血阻滯只有輕微效果，然而若每天進行，日積月累下才會有有養生作用，但對於嚴重的經絡阻塞未必有明顯功效。當經絡阻塞時，例如寒邪侵襲經絡而引起氣血凝滯，拍打局部能刺激手下部位的氣血運行，從而疏通經絡，改善因經絡氣血阻塞引起的不適。至於是否會出痧（出血點），這取決於邪氣的多寡，若邪氣旺盛時，可通過出痧給邪氣一個出路，將之排出體外，但若不適是因氣血虛弱導致的氣血阻滯，拍打只能暫時緩解症狀，無法根治問題，甚至會加重氣血的消耗。

拍打宜空掌，即五指併攏，手掌微彎隆起，使手心有一個空間如碗狀，拍打的力度不用太強，要用柔勁，使力量穿透到內部，有種震動肌肉或關節的感覺。

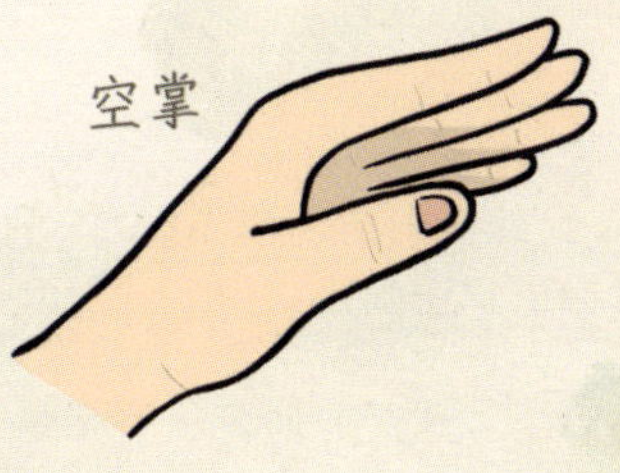

拍打經絡以腰腿兩側的足厥陰肝經和足少陽膽經，及腰部的足太陽膀胱經為主。另外可以拍打大關節，包括肩關節、肘關節、腕關節、髖關節、膝關節和踝關節，拍打關節時要橫跨關節地拍打，才能更有效地疏通氣血。拍打的方向可以順從經絡走向地拍打，也可以由身體軀幹向手足末端的方向拍打。

方法一：順經絡

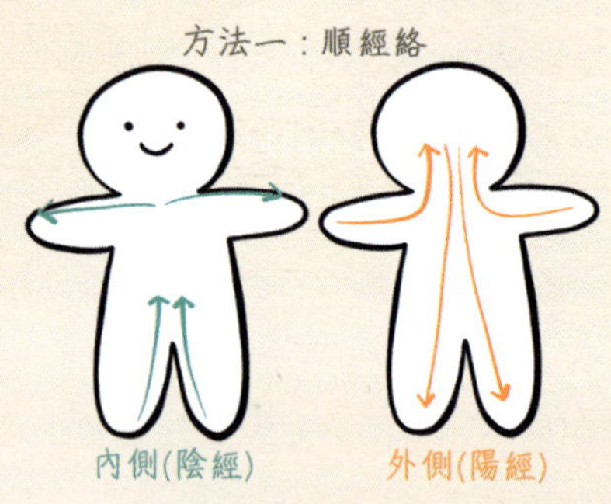

方法二：向末端

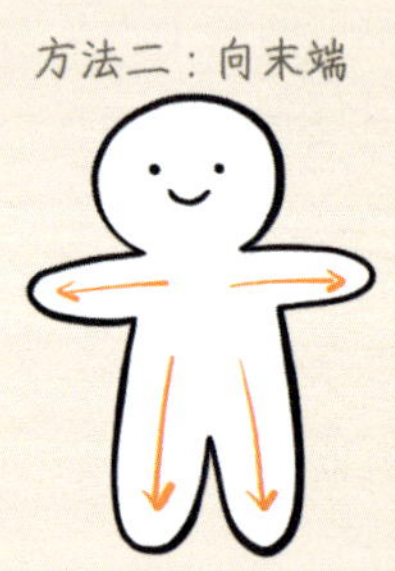

經絡拍打適合痰濕體質、血瘀體質和氣鬱體質的人士，而氣虛體質、陽虛體質、陰虛體質和特稟體質的人士則應避免。拍打時記得以柔勁為主，不應追求痛感或痧點。每次拍打約三至五分鐘，或至關節有放鬆的感覺即可。

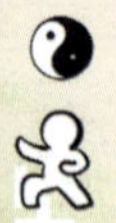

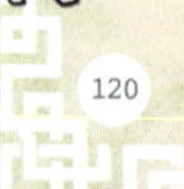

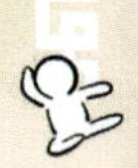

伸展運動（拉筋）

✅ 所有體質

● 每天早上拉筋，每個動作維持約十至三十秒

伸展運動是一種長幼皆宜的養生方法，能改善關節活動度及增進身體柔韌性，並促進氣血運行。伸展運動的主要目的是放鬆身體緊綳的軟組織。在日常活動中，不良姿勢可能導致體內軟組織固定在錯誤位置，而有效的伸展能使筋膜皺摺恢復平整，從而改善肌肉活動空間，回復因不良姿勢引起的身體結構問題。當身體結構回復正常位置，氣血也能更順暢地流通全身。伸展運動分為動態伸展和靜態伸展，其中靜態伸展又分為主動伸展和被動伸展。

主動伸展是指運用自身力量完成的伸展動作。過程中需要我們主動控制肌肉，讓身體達到特定的伸展動作，是一種相對安全的伸展方式。進行主動伸展時，我們動作應該緩慢，避免用力過猛或突然的動作，以防肌肉拉傷，同時也要注意鍛練相關的拮抗肌。伸展時要保持呼吸平穩，切勿屏息，當感到輕微拉扯感時停止，並維持該姿勢約十至三十秒後放鬆，至少連續重複三次。如有疼痛感，應立即停止動作。

被動伸展是指由他人或工具協助進行的伸展運動。相比主動伸展，被動伸展能達到更大的關節活動範圍，但同時存在更高受傷風險。在進行被動伸展時，由於施力者缺乏自身的感覺回饋，因此容易因為過度伸展而造成軟組織損傷。被動伸展必須由專業人士指導進行，或在充分了解自身情況後謹慎使用輔助工具。

伸展運動適合所有體質的人士。早上是我們陽氣向外發散的時候，因此最適合在早上九時前進行伸展運動，這樣可以幫助疏通經絡，令陽氣輸布至全身。進行伸展運動時，要根據個人能力循序漸進，動作要緩慢，直至感覺有輕微的拉扯感，切勿強行延展至疼痛。如有疼痛感，應減輕拉伸幅度。在寒冷天氣或體溫偏低時，建議先原地踏步或輕鬆步行幾分鐘，待身體稍微暖和後再開始拉筋，這樣可以降低受傷機率。

重力訓練（健身）

- ✅ 濕熱體質
- ❌ 陽虛體質
- ● 保健為目的可以每天進行約十五分鐘的重力訓練。

重力訓練是一種利用自身體重或外加重量進行的力量訓練方式，主要用於增強肌肉力量、提升骨密度和改善身體平衡能力。根據一個美國的科研報告[2]，人的肌肉在三十歲後開始流失，每十年會減少約 3% 至 8%，而在六十歲後，這個減少率會大幅上升，這也是為甚麼很多老年人會因肌肉流失（肌少症）而無法自由活動。在六十歲後，肌肉增加會變得困難，因此會建議年輕時已開始鍛練，尤其是我們的大腿肌肉。

近年有些健身人士過度專注高強度的重力訓練，希望在短時間內練出肌肉豐厚和線條分明的身材，然而，這可能會損傷脾腎，導致脾腎虧虛，引發脫髮、性功能下降和體力下降等症狀。增強肌肉時，我們需要注意氣血的配合，避免因快速增肌而過度損傷氣血。根據中醫理論，肌肉的強弱與脾的關係密切，「脾主身之肌肉」，因此當脾的氣血不足，即使進行大量重力訓練也難以增長肌肉。體形瘦削的人士若要鍛練肌肉，建議配合健脾的飲食，如南瓜粥、淮山炒木耳和蓮子芡實湯等。

重力訓練適合濕熱體質的人士，而陽虛體質的人士則應避

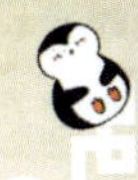

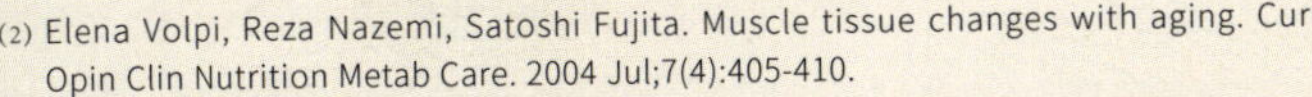

(2) Elena Volpi, Reza Nazemi, Satoshi Fujita. Muscle tissue changes with aging. Curr Opin Clin Nutrition Metab Care. 2004 Jul;7(4):405-410.

免。在進行重力訓練時，應從較輕的重量開始，逐步增加訓練強度並保持正確的運動姿勢，以避免受傷。初學者建議在專業人士指導下進行訓練，確保動作正確，並且要注意全身肌群的平衡訓練，不要只着重鍛練某一組肌肉，而忽略了身體的平衡性。訓練期間要保持充足的休息時間，讓肌肉有足夠時間恢復，減少勞損風險。

企鵝小知識：

你有聽過腿是我們的第二心臟嗎？

下肢是我們人體遠離心臟較遠的部位。當我們走路或運動時，下肢肌肉會收縮，推動靜脈血液回流到心臟，幫助全身血液循環。因此，長期久坐不動或下肢肌肉不足時，血液會更難回流到心臟。久而久之，為了讓血液循環更通暢，身體會加強心臟跳動的力量，希望每次血液衝出心臟時都能有力到達更遠的地方，使下肢血液更有效回流。這個代償機制可能會加重心臟的負擔，並可能導致高血壓或其他心血管健康問題。

如果你經常出現小腿腫脹、足部水腫或下肢靜脈曲張的情況，就要特別注意血液循環，我們可以透過各種運動來促進腿部血液循環。對於需要長時間坐着工作的人來說，每工作一小時就起來走動幾分鐘，或在座位上做一些簡單的腿部運動，都能幫助改善腿部血液循環。

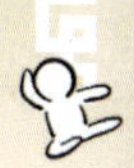

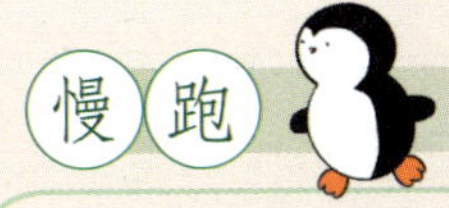

慢跑

- ✓ 濕熱體質、痰濕體質、血瘀體質、氣鬱體質
- ✗ 陽虛體質
- 每週二至三次慢跑（或其他帶氧運動），每次約二十至三十分鐘。

慢跑是一種帶氧運動，能增強心肺功能和促進血液循環。當我們慢跑時，全身的氣血運行加快，有助於消散氣滯、痰濕和血瘀。跑步時要保持正確姿勢，包括足部輕着地、挺直身軀（不寒背彎腰）、雙肩放鬆（不聳肩）和頭部抬起向前望（不低頭）等，跑步時應該保持重心中正，不要向前傾或向後傾。另外，保持自然呼吸至關重要，過度換氣會引起頭暈，太用力呼吸或屏氣則可能導致脅肋部疼痛。

近年亞洲流行超慢跑，是以極慢速度進行的持續長時間跑步，超慢跑是一種可以改善身心的運動。有些人選擇在家中原地跑，但原地跑對於跑姿的要求較高，我們跑步時會習慣向前推進，但在原地跑時，為了不讓身體向前移動，會在着地一刻產生一個向後拉的力量，因此容易下肢關節受傷勞損，並造成足踝、膝關節或腰臀部疼痛。原地跑時，我們應保持重心中立，雙膝向上提起，動力是以上下移動為主，而非向前推進。建議在未掌握原地跑步的技巧前，先於地面平整的公園中進行超慢跑，以減少因錯誤用力而引致的勞損。

慢跑適合濕熱體質、痰濕體質、血瘀體質和氣鬱體質的人士，而陽虛體質的人士則應避免。由於慢跑會消耗較多體能，有可能加重陽氣不足，陽虛體質的人士若想以帶氧運動改善健康，建議從在溫和陽光下散步開始，並配合溫陽補氣的食療。初學者應從略慢於急步的速度開始，逐漸增加運動強度，跑步時聆聽一些帶重拍的音樂可以幫助調節步伐。此外，要選擇合適的跑鞋和跑步場地，避開烈日時段運動，並適時補充水分。

企鵝小知識：

我需要穿護膝嗎?

護膝主要的作用包括提供關節穩定性、減輕關節壓力和保持關節溫暖。護膝能夠限制膝關節的過度活動，減少運動時關節扭傷的風險。另外通過均勻分散壓力，護膝可以減輕膝關節在運動或負重時承受的壓力。

然而，需要注意的是，我們不建議過度依賴護膝。長期使用護膝可能會導致膝關節周圍肌肉產生依賴性，反而削弱了自身的支撐能力。因此即使有膝痛或下肢肌肉較弱的人士，不應在日常長時間配帶護膝，而應在長期行走或站立時、進行高強度運動或重力訓練時，或膝關節受傷後的康復期間（在醫生指導下）才使用。

選擇護膝時，應根據個人需求和使用場景來挑選合適的類型，避免選擇過緊或過鬆的護膝，以確保既能起到保護作用，又不會影響血液循環。

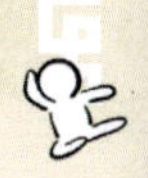

午睡

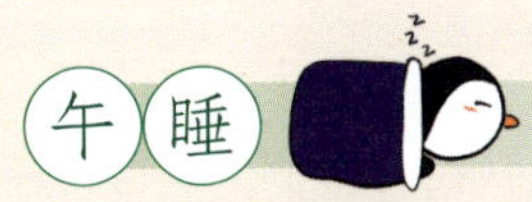

✅ 所有體質

● 中午十二時的前後，睡約十至三十分鐘

午睡是一種可以幫助調和陰陽的養生方法。根據中醫理論，在午時（上午十一時至下午一時）人體的陽氣會由升發轉為收降，是一個陰陽轉換的重要時間。在這個時間短暫休息，包括身體和精神的平靜，可以幫助平衡陰陽及調和氣血。

午睡最需要注意的是姿勢。在家中，我們可以回到床上平臥午睡，但在辦公室或學校等沒有床的地方時，我們可以選擇有大背靠的椅子後躺午睡，確保頭部也得到承托。若無這樣的椅子，我們可以把衣服或背包放在桌上當靠枕，避免過度低頭或壓迫腹部。因趴在桌上睡覺容易引起頸椎問題、上肢血液循環不良或腸胃不適，所以不太建議。

午睡適合所有體質人士，對陽虛體質尤其有助於恢復元氣。午睡時間應控制在十至三十分鐘之間，避免過長以免影響晚間睡眠品質。醒來後建議在日光下活動約十分鐘，這能幫助清醒及恢復精神。另外，午睡時不宜過飽，最好在午睡後再用午餐，這樣不僅能更好地休息，也能促進消化，減少醒後的疲勞感和消化不良。

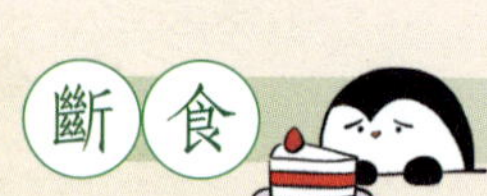

斷食

✅ 濕熱體質、痰濕體質、氣鬱體質

❎ 氣虛體質、陽虛體質

● 斷食持續時間不宜超過兩天

斷食是一種透過控制進食時間來調節身體機能的養生方法。古代的斷食風俗主要為修煉身心，例如穆斯林的賴買丹月齋戒和道家的服氣辟穀（簡稱辟穀）等；近年流行的間歇性斷食是在特定時間內禁食，例如 16:8（即進食時間為 8 小時，禁食時間為 16 小時）或 5:2（即一週有 5 天正常飲食，2 天限制熱量攝入）等模式，主要是為了控制體重或調整腸胃和內分泌。然而，目前醫學研究尚未完全闡明斷食改善健康的具體機制，僅知道當斷食達到一定時間後，身體會啟動細胞自噬機制，或可以改善頑固的健康問題，實際有效改善健康的斷食方法仍待進一步研究。

在中醫角度，斷食是給予脾胃休息的方法之一。當我們因進食過量或脾胃運化失常而出現食積時（因為消化不良或吃太飽後，出現食慾不振、腹脹或便秘等情況），斷食可減少食積加重的機會，讓脾胃有空間運化水谷，從而改善如胃脘脹滿、伴有食物味道的噯氣反酸、大便泄瀉急迫或大便黏臭等腸胃問題。可是過長時間或過度頻密的斷食卻會導致氣血虛弱，削弱脾胃功能及加重病情。值得注意的是，道家的辟穀

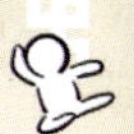

不僅包含斷食，還需在斷食期間，配合內外功法以增強體內陽氣，因此即使較長時間斷食也不會對身體造成重大損傷。

長期斷食必須在專業人士指導下進行，並需定期監測健康狀況，以防出現營養不良或其他消化系統問題。當進行短暫的斷食時，不少人會於斷食後暴食或胡亂飲食，此舉反而會損傷脾胃，甚至引發各種消化系統和免疫系統疾病。

斷食適合濕熱體質、痰濕體質和氣鬱體質的人士，而氣虛體質和陽虛體質的人士則應避免。斷食期間要注意補充足夠的水分，避免劇烈運動，並密切觀察身體反應。如果出現不適，應立即停止斷食並恢復正常飲食。進食時間的選擇也很重要，如果選擇 16:8 的間歇性斷食模式，建議將進食時間安排在下午六時之前完成，這樣更符合人體的生理節律。

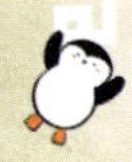

早上喝一杯溫開水

✔ 氣虛體質、陽虛體質、陰虛體質

✖ 濕熱體質、痰濕體質

● 早上空腹飲用半杯至一杯溫開水

溫開水的溫度接近人體體溫，當未進食時，水一般於數分鐘內便會進入腸道，因此早上空腹飲溫開水能溫和地刺激腸胃蠕動，幫助排出體內積存的廢物，並能補充人體在睡眠時流失的水分。這個習慣對於改善便秘、促進新陳代謝和維持體內水分平衡都有幫助。

早上是陽氣升發的時候，因此冷飲一定要避免，以防損傷陽氣，不燙口的溫開水是一個不錯的選擇。當我們飲水時，應小口多次地飲用，以免一口氣攝入大量的水液後，脾胃因趕不及運化水液而出現水濕停滯，形成痰濕。濕熱體質和痰濕體質的人士應減少飲水量，每次飲用不超過半杯的水量，以免加重體內痰濕。

早上空腹飲用溫開水適合氣虛體質、陽虛體質和陰虛體質的人士，而濕熱體質和痰濕體質的人士則應避免。水溫以不燙口為宜，約攝氏四十度左右。建議慢慢啜飲，不要一次喝太快也不應一次飲用太多。飲用的時間最好在刷牙後和進食前。

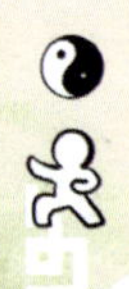

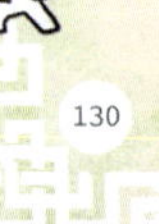

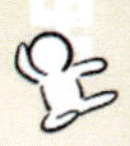

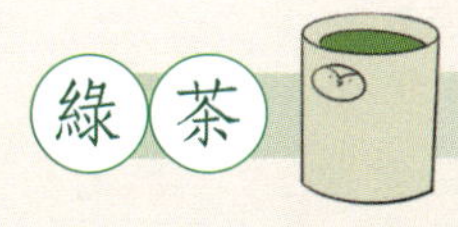

綠茶

✅ 陰虛體質、濕熱體質

❌ 氣虛體質、陽虛體質、痰濕體質

● 在中午飲用一杯

飲用綠茶是東方常見的養生方法之一，常見的綠茶品種有龍井、碧螺春、竹葉青、玉露和毛尖等。綠茶通常不發酵或發酵程度極低，因此保留了豐富的天然營養成分，包括兒茶素、茶多酚和維生素 C 等抗氧化物質，能幫助延緩老化。

綠茶味苦甘性微寒，適量飲用可以清熱、除煩渴、清頭目和下氣消食，但過量飲用則會導致脾胃虛寒。當出現熬夜後的咽喉乾痛和眼睛乾澀、夏天熱盛引起的口乾口渴，或食用過多煎炸油膩食物而口苦等症狀時，都可飲用綠茶幫助紓緩症狀。

傳統中醫經常將茶葉作為藥物使用，中較著名的方劑是川芎茶調散，以八種中藥磨成末，配以清茶飲用。《本草綱目》中也多次提到「茶服」和「茶湯下」等配合喝茶治病的方法，同時亦多次提及需要「忌茶」的情況。因此日常服用藥物時，不論是中藥、西藥或是保健品，都不建議用茶送服，以免影響或過度增強藥效，造成不適。

飲用綠茶適合陰虛體質和濕熱體質的人士，而氣虛體質、

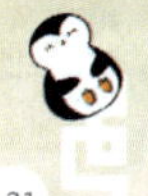

陽虛體質和痰濕體質的人士則應避免。沖泡綠茶的水溫不宜太高，以七十至九十度的熱水為宜。綠茶最適合在下午飲用，早上飲用容易導致脾胃虛寒。另外，為了減低對脾胃的損傷，建議飲用綠茶時，同時享用食物。

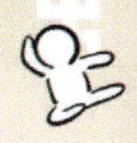

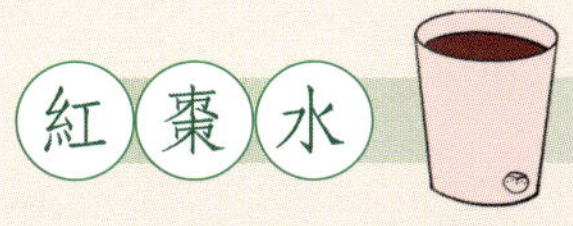

紅棗水

✔ 氣虛體質、陰虛體質

✘ 痰濕體質、濕熱體質、氣鬱體質

● 每次不多於三粒紅棗

紅棗（又稱大棗）有補中益氣，養血安神的功效，常用於健護脾胃，對於肌肉瘦削的人士有較好的功效。飲用紅棗水時，要將紅棗擘開，因棗肉的補益力強，容易滯脾胃，因此沖泡紅棗水時，我們多保留棗核或配合其他行氣的食物，以健補脾胃而不滯。

選擇紅棗有五大要點：第一，要選擇暗紅色的紅棗，鮮紅亮麗的紅棗有機會是經過染色或硫磺薰蒸處理。第二，要選擇肉質厚實，大粒飽滿的紅棗，用手輕捏時，有少量彈性為佳，而非太硬或太軟。第三，擘開紅棗後，肉質應該帶有黏性的，太乾的肉質有可能因為硫磺薰蒸太過或存放過久。第四，紅棗味道應是甘甜的，若出現酸苦的味道，則很大機會是硫磺薰蒸太過。第五，紅棗糖分偏高，很容易變質和被蟲蛀，因此建議選擇真空密封包裝或無除核的原粒紅棗，並且要存放於雪櫃中。

適合氣虛體質和陰虛體質的人士，而痰濕體質、濕熱體質和氣鬱體質的人士則應避免。沖泡紅棗水時，應將一至三粒

紅棗擘開或切塊，並浸泡不少於三分鐘後才飲用。另外，黃昏時飲用紅棗水的功效更好。

企鵝小知識：紅棗、黑棗、南棗和蜜棗如何分別?

紅棗是由鮮棗燙漂後晾曬而成，有補中益氣和養血安神的功效，是中醫常用中藥之一。紅棗的顏色是暗紅色，略帶光澤，外形飽滿，果形短圓，有不規則皺紋，味道甘甜。紅棗以個大，味甜，肉質油潤為上品。

黑棗，又稱為烏棗，是由鮮棗煮後熏制而成，有健脾補血的功效。因黑棗經熏制過，因此性較紅棗溫熱，較紅棗適用於脾胃虛寒的人士。黑棗的顏色是黑中透紅，有光澤，外形較圓胖，味道甜中帶酸。

南棗，又稱為貢棗和寸棗，是由青棗熏制而成，藥性比較溫和，但價錢較高，常用於日常養生保健作用。南棗的顏色是烏黑透亮，有光澤，外形修長，味道甘甜而不酸。

蜜棗，又稱為金絲棗，是由鮮棗經糖煮制而成，有補益氣血的作用，多用作煲湯材料。蜜棗的顏色是金黃，外形圓胖，肉質相對疏鬆，味道甜如蜜糖。

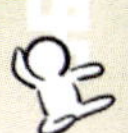

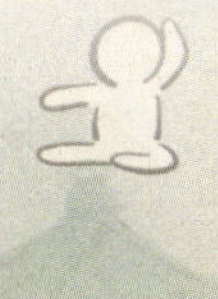

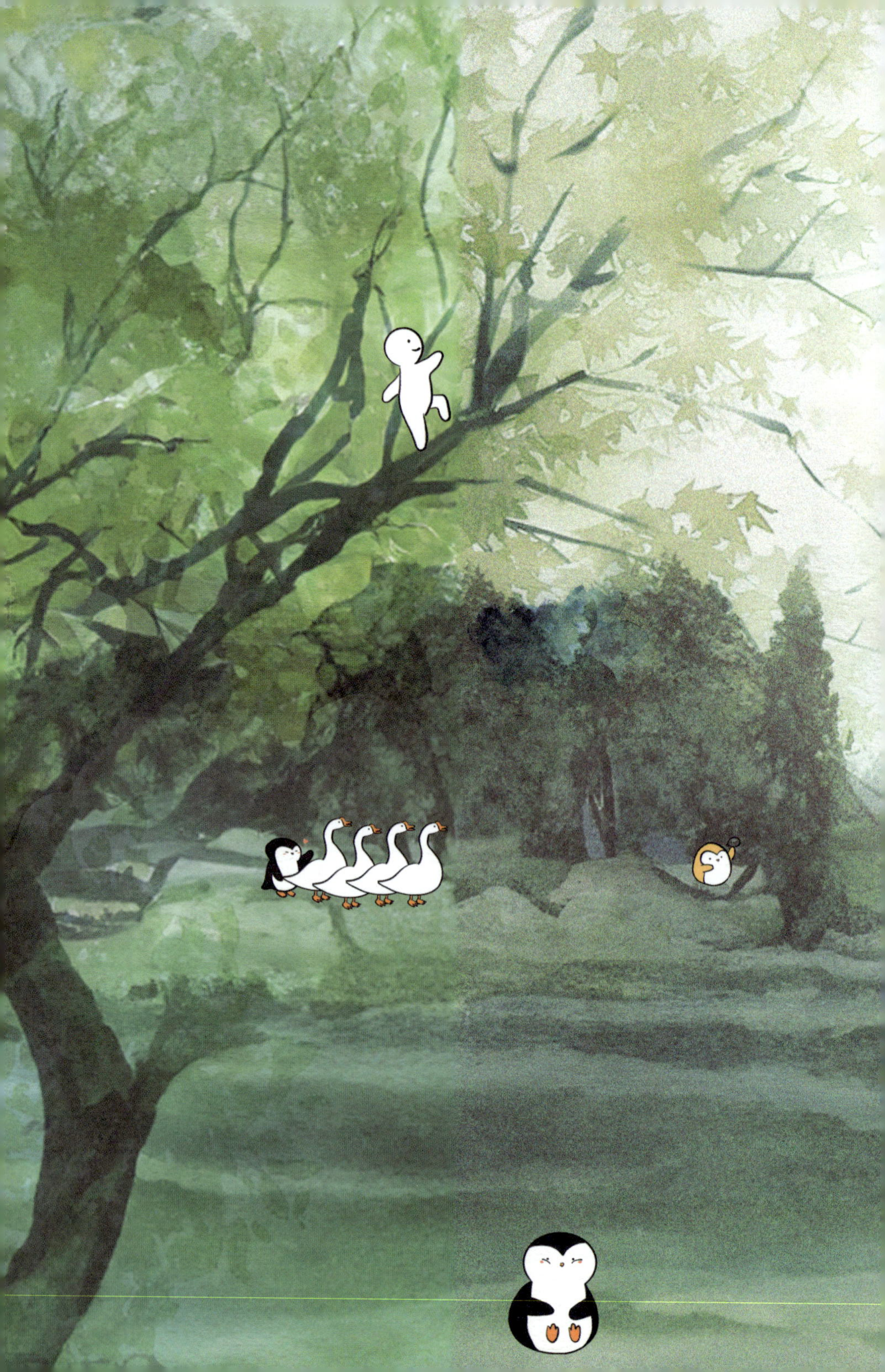

第四章：
你多久沒靜心跟自己對話？
不要忽略情緒健康

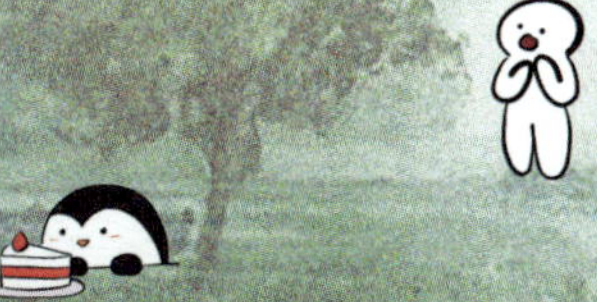

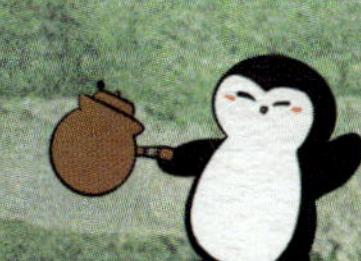

不知由甚麼時候開始，
我肩膊長期感到很重⋯

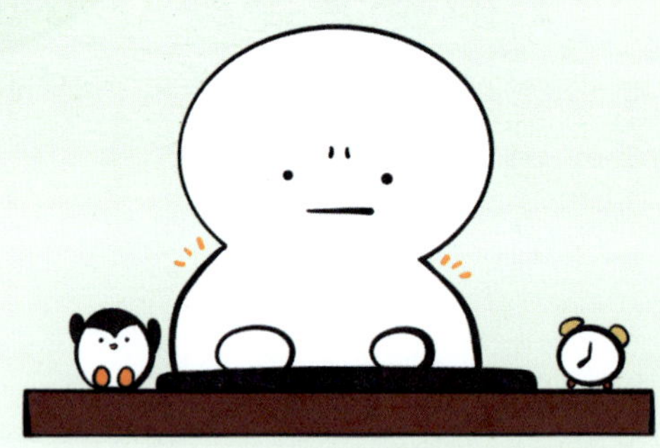

不知由甚麼時候開始，
我吃東西的速度很快…

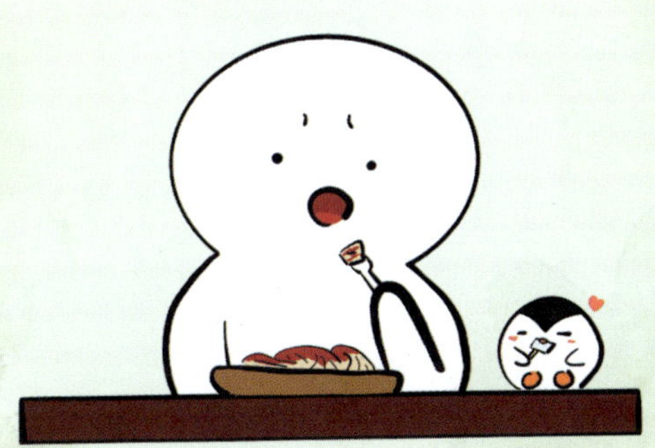

不知由甚麼時候開始，
我沒有注意到身邊的景物…

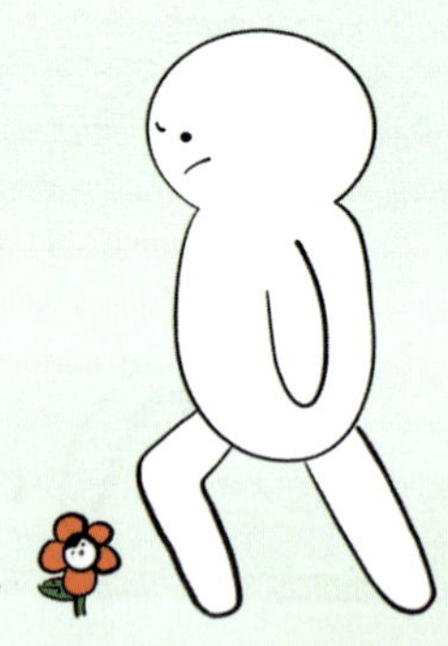

不知由甚麼時候開始，
我覺得很累…

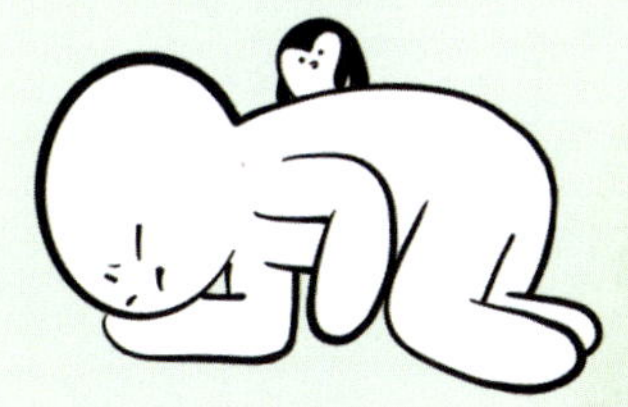

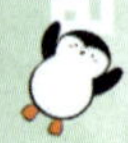

你也累了嗎？

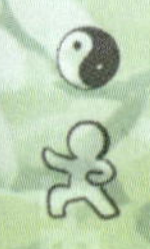

Are you exhausted?

害怕一生平庸的故事

有一位約三十歲的女生，或許因為在家中從小到大的教育下，自小便對自己很高要求，覺得每件事情都要盡力做到最好。而她的工作能力高，所以由她負責的工作也越來越多，同時，她認為任何事情都是一個學習的機會，所以想多接觸不同的工作，得到更多進步的機會。她每一件事情都盡力做到最好，對自己的要求也因此日益增加，深怕稍稍放慢腳步，就會被其他人追趕上，沉沒在人海中。

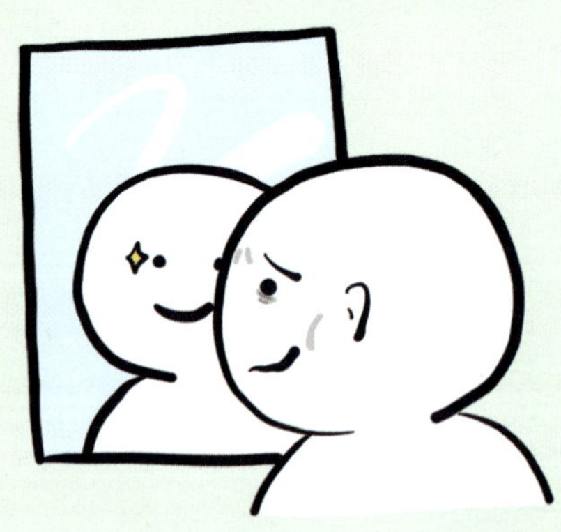

不知道從甚麼時候開始，這位女生每早刷牙時都會乾嘔；在面對小事時很容易感到煩燥；與人相處的日常中會不自覺地露出了疲態。儘管她有足夠的睡眠時間，也有給予自己空間放空發呆，但她失眠、肩膊緊和胃痛等不適症狀日漸加重。

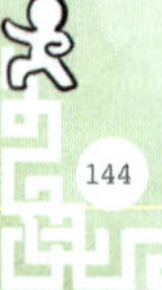

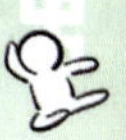

有一天上班前，她突然失去了約九成的視力，視覺的中央變成了一大片漆黑，只有邊界看到少量影像。在醫院急症和眼科專科的醫生檢查後也找不到任何原因，數小時後， 她視力中的黑影慢慢減退，但仍無法好好對焦，外間的世界變得朦朧虛幻。

這位女生長期處於巨大壓力之中，情感已變得麻木，雖然她心理上覺得自己仍然安好，但身體早已響起了警號，每天乾嘔是肝胃不和的表現，容易煩燥是內心已無空間承受更多事情和壓力，不自覺地露出了疲態是因為身心都已經疲累，種種跡象都顯示她已經到達了臨界點，直到身體停止工作，她才發現自己壓力過大了。

雖然在服用數帖中藥後，這位女生的視力完全恢復了，其他不適的症狀亦大大減輕，所以她又回到日常工作之中，不過這次的事件使她開始注意到身體對情緒壓力的反映，知道在疲累時要後退一步，不應再勉強自己。花了多年時間，她逐漸改變心態，重新找回生活的平衡。

我們改變心態和習慣時，不用一步登天，因這不僅難以做到，也難以維持。只要向前踏出一小步，一年後回首，你會發現自己已經走了很遠。

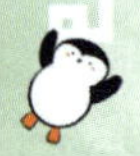

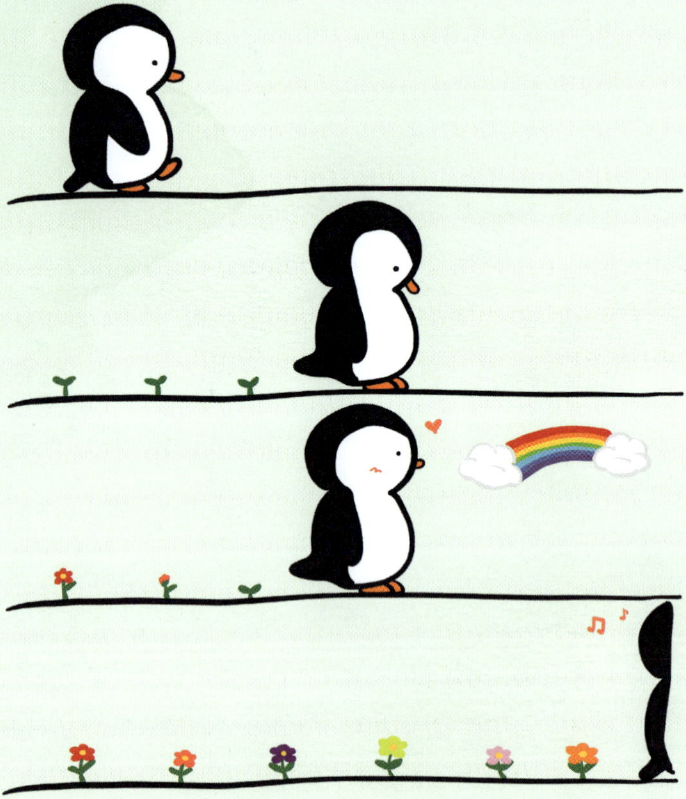

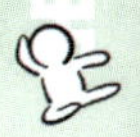

學會傾聽身體的話語

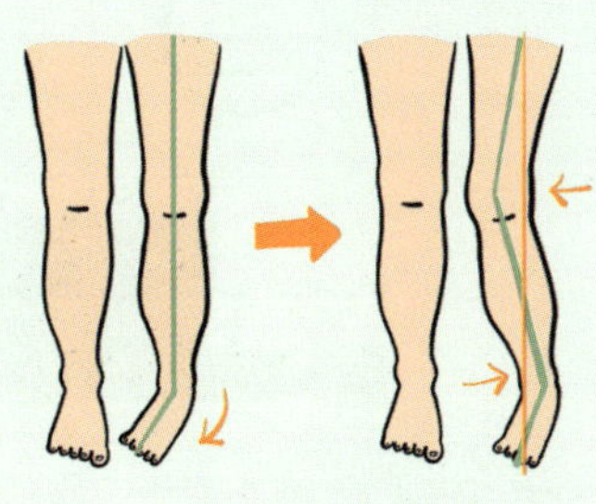

我常說笑指身體是一個配合度很高的員工，因為在它的能力範圍內，無論我們想做甚麼，它都會盡力配合，只是有時候需要付出的代價會超出我們的預期。舉個簡單的例子，當右腳踝扭傷時，我們仍想保持直立，又不希望任何部位感到劇痛，身體就會透過調整多個關節來代償，直到找到新的平衡點。這就解釋了為甚麼許多人腳踝扭傷後，隨之而來就會出現腰痛的問題。

當我們面對情緒問題或壓力過大時，為了維持日常生活，心靈往往會選擇暫時收起這些情緒，打算等有餘裕時再好好處理。然而，我們常常因為隱藏得太好，反而忘記了最初收起的那些情緒壓力。日積月累而不處理，這些被遺忘的大小事就會透過身體的徵狀來提醒我們——它們仍在等待我們正視。

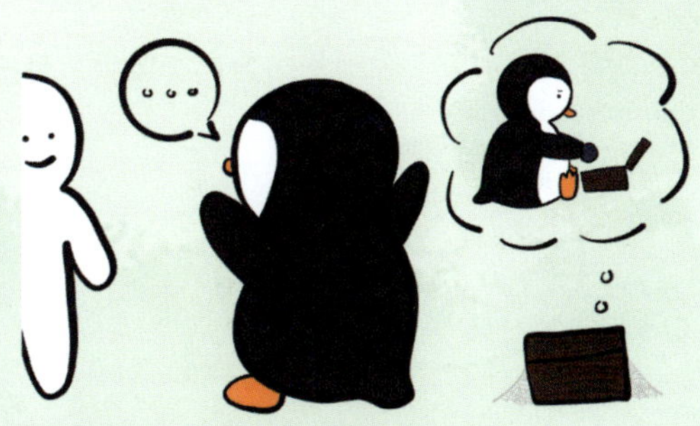

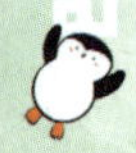

肌肉僵硬疼痛

有一位約四十歲的男士工作很勤勞，有時候更會於一天內連續使用電腦近十二小時。

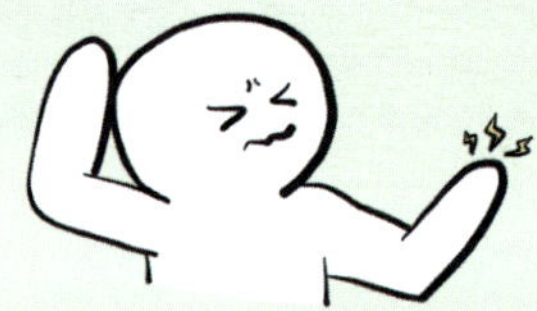

當忙碌時，不論怎樣伸展，肩膊也很繃緊疼痛，甚至出現手指麻木。

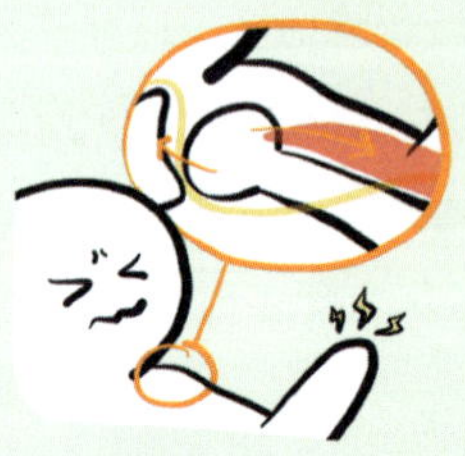

原來是因為肩部肌肉過緊，而引起肩關節半脫位，壓迫神經。

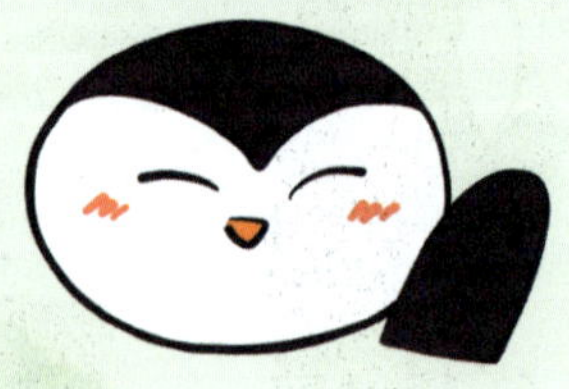

壓力大時更要注意好姿勢，並且維持工作和休息之間的平衡！

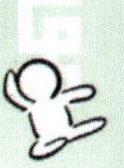

肌肉綳緊疼痛或僵硬如石頭是精神長期緊張的其中一種常見表現。我在臨床診症時，遇到許多與情緒相關的痛症個案，這類痛症的特點是疼痛會不停反覆發作，但只要放假休息或煩惱得到解決後，症狀就會自然消失。有些病人的痛症源於深藏心底的情緒，他們覺得體內潛伏着一顆威力未知的「情緒炸彈」，只有透過保持身體綳緊，才能勉強地壓抑那顆炸彈，他們深怕一旦鬆懈了，情緒就會變得失控，一發不可收拾，然而這種憂慮會進一步加重身體緊張程度。

當長期處於焦慮情緒時，身體會誤以為我們正在面臨危機，為了能隨時作出反應，全身肌肉都會稍微綳緊，心跳可能會加速，讓身體能隨時作出反擊或逃跑行為。

肩頸部的肌肉收緊能令我們出拳反擊更快，但長期綳緊會引起肩頸疼痛；胸肋部的肌肉收緊能令我們身體更快速且穩定地移動，但長期綳緊會使呼吸不暢順；小腿肌肉收緊能令我們可爆發性地快速逃跑，但長期綳緊則會令小腿及足底疼痛。

在治療與情緒相關的痛症時，情緒釋放和疼痛紓緩同樣重要，兩者必須同步進行才能達到明顯療效。若要暫時紓緩肌肉緊張，我們可以利用身體的自然反應：當肌肉從緊綳狀態突然放鬆時，血液會流入肌肉中，使肌肉更快恢復彈性。我們可以先刻意使肌肉繃緊，用力握拳並抬肩，將全身肌肉收緊，一秒後快速放鬆，重複三至四次，然後簡單地活動關節。如果肩部特別緊繃，則可改為雙手合掌置於胸前，雙手用力相互推擠，一秒後快速放鬆，重複三至四次，然後活動頸肩部。

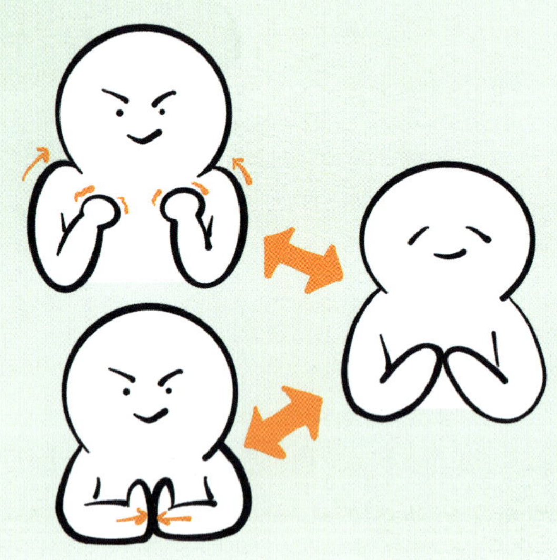

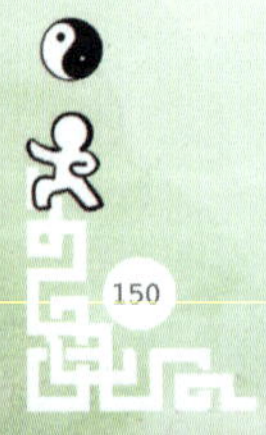

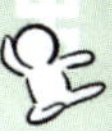

呼吸模式的改變

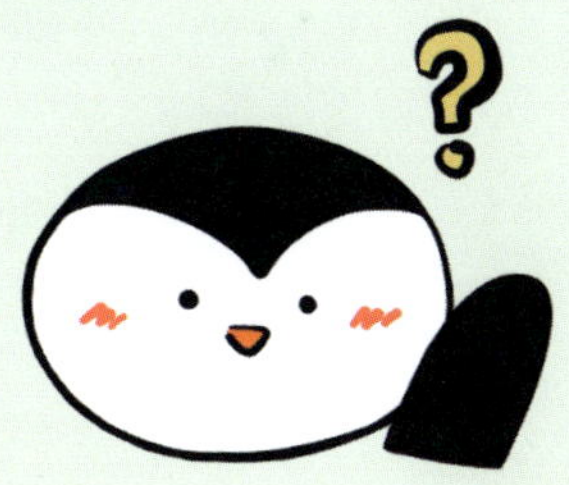

你有試過緊張到忘記了呼吸嗎？

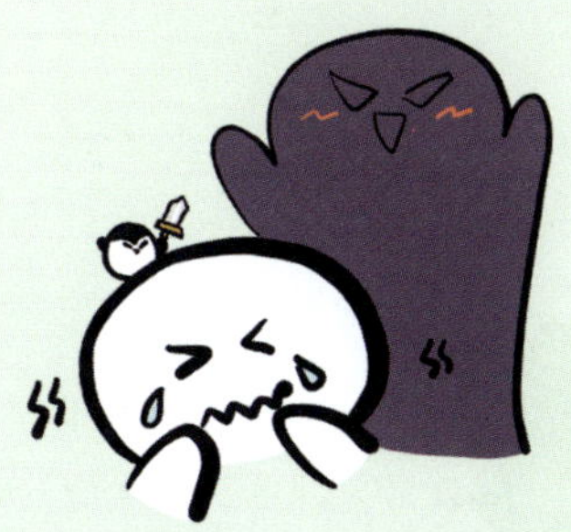

當過度焦慮時，可能會突然出現恐慌突襲，即無原因地感到強烈的恐懼並伴隨身體不適的反應。

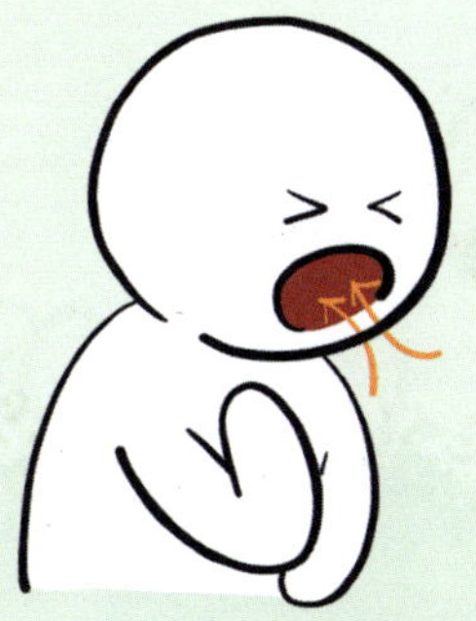

感到無法呼吸是一種常見的表現。

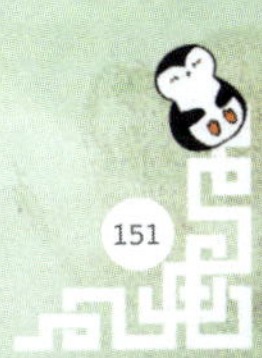

呼吸與我們情緒壓力關係非常密切，當我們感到焦慮或大壓力時，呼吸會變得急促淺短，或會出現間歇性閉氣；相反，當我們放鬆時，呼吸會變得深長緩慢。如果我們發現自己會不自覺閉氣、嘆氣頻密或經常深呼吸才舒服，都有可能是情緒壓力影響了我們的呼吸。

呼吸和情緒的調節是雙向的，因此我們可以通過調節呼吸來紓緩焦慮情緒。如果感到壓力很大或焦慮不安時，我們可以嘗試一下以下的呼吸方法：

首先，找一個不會有人打擾你，而且你感到相對安心舒適的地方，例如自己的床、自己的房間或廁所格內等。

接着，雙手環抱自己，或雙膝屈曲、雙手放於胸口和腹部上，躺平卧在床上。

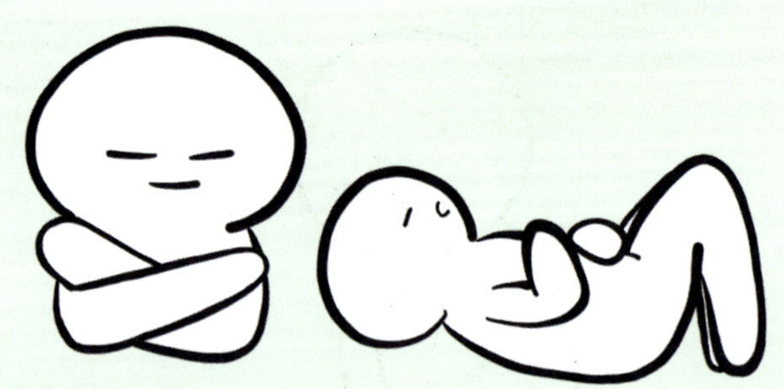

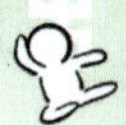

然後，緩慢而均勻地深呼吸。花約三秒吸入空氣，慢慢地把肋骨兩側撐開，好像有個氣球在胸腔內逐漸膨脹般，注意肩部要放鬆，不能聳肩。當吸至差不多極限時，花約三秒慢慢地吐氣，把體內積存的廢氣和情緒壓力全部吐出。雖然一開始的呼吸未必很自然，但不要緊，我們可以在過程中慢慢調整。呼吸之間不要閉氣，自然地交替呼吸。

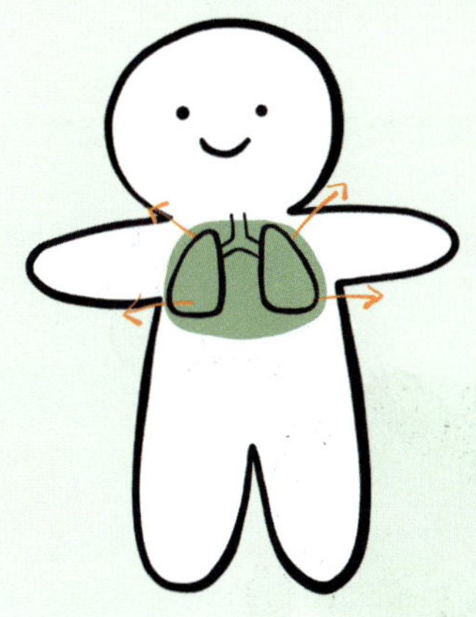

當能順暢自然地慢慢呼吸時，把呼和吸的時間延長至五秒或更多，越慢越好。同時，我們可專注感受身體的起伏和空氣在體內的流動，直到情緒回復平靜。

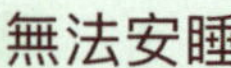

無法安睡

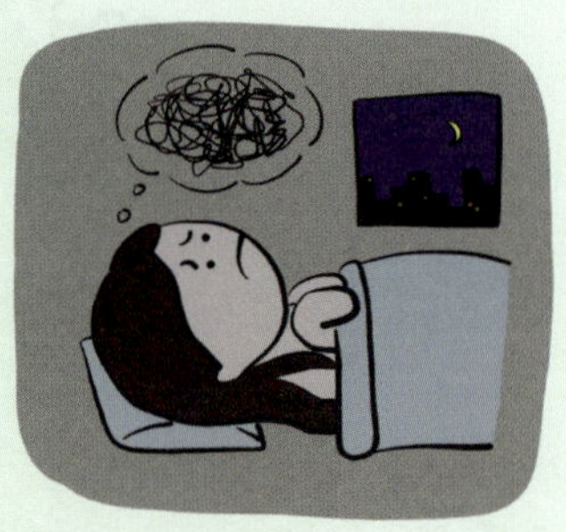

有一位常常感到緊張和不安的女士，夜晚常常因為想得太多而失眠。

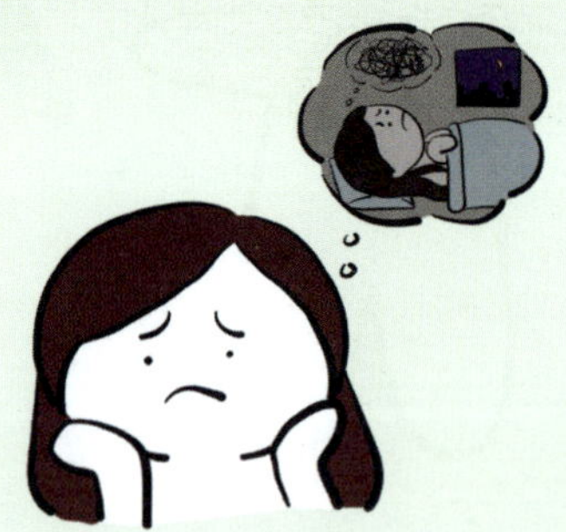

反覆失眠又會令她更緊張，每夜都擔心能否入睡。

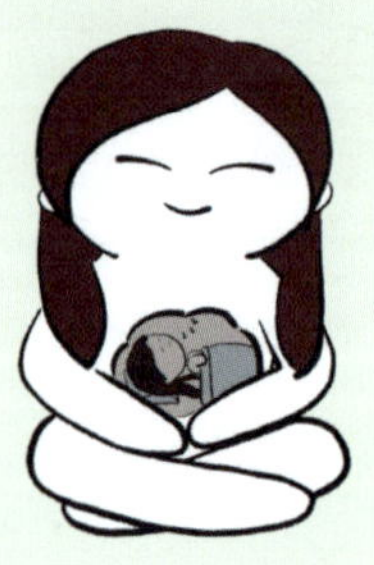

透過針灸和中藥中斷了失眠的惡性循環後，她漸漸可以依靠冥想幫助入眠。

睡眠是我們身體修復、回復平衡和思想整理的時間。無論是難以入睡、淺眠、多夢、易醒或早醒，都是睡眠質量低下的表現。壓力和焦慮會導致失眠，而失眠又會加重壓力，形成惡性循環。當我們焦慮時，大腦會處於高度警覺狀態，即使身體疲倦也難以入睡，或是睡着了，也很容易因為光線改變、聲音和震動而醒來。

當無法入睡或半夜醒來時，你腦海內的思緒無法停止的話，你可以試試輕揉以下穴位助眠：

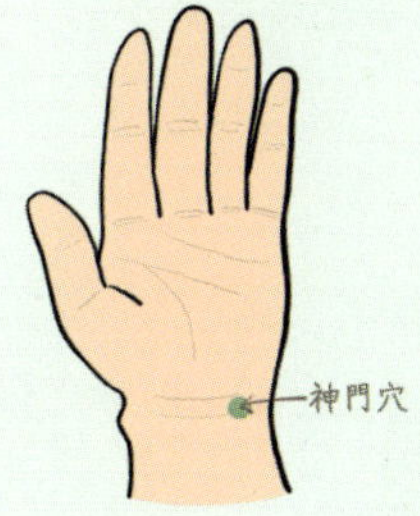

神門穴

位於腕部內側，尾指下方至腕橫紋上會有一個凹陷的位置（尺側腕屈肌腱橈側凹陷處），向手肘方向輕推可安神助眠。

安眠穴

位於頭部，在耳朵後方可以摸到隆起的骨頭，在此骨的後緣（在翳風與風池穴連線的中點）痠脹的位置按揉，可以感到頭部慢慢放鬆。

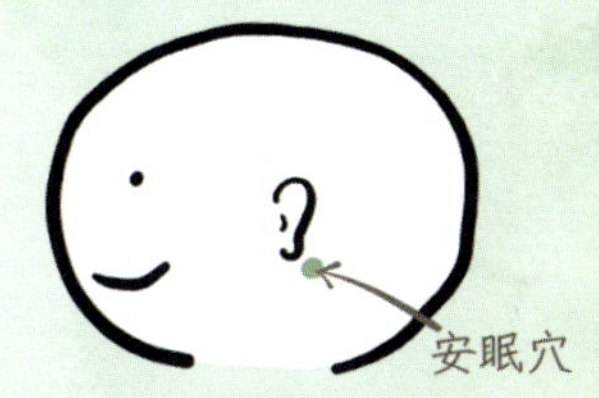

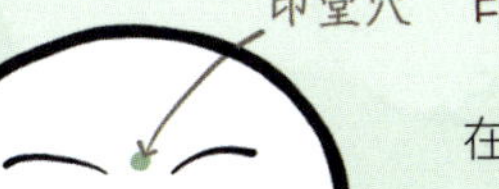

印堂穴

在前額眉頭之間的位置，可以由印堂穴向眉頭上方推揉，有助放鬆入睡。

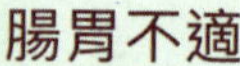

腸胃不適

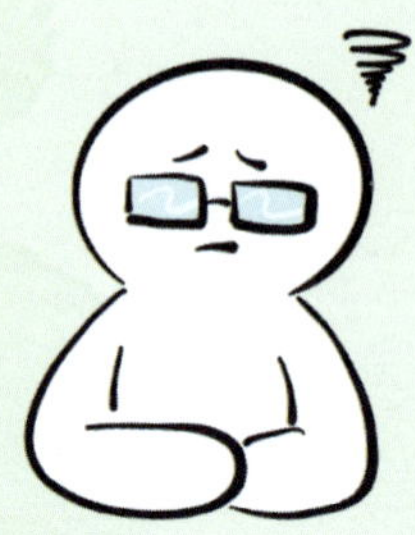

有位壓力很大的金融工作者經常會出現腸胃不適。

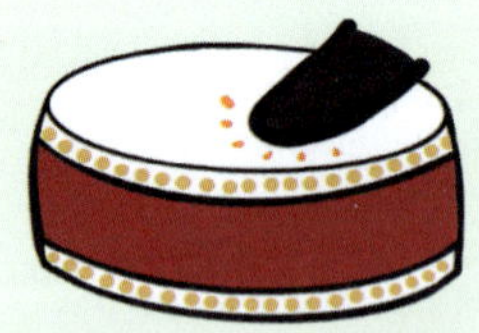

他的腹部長期繃緊，摸上去像一個鼓般，沒甚麼彈性和柔軟度。

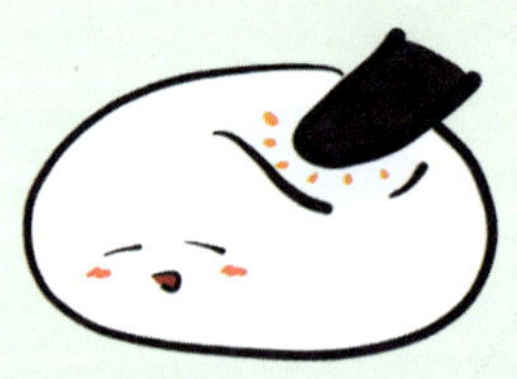

在一次長假旅行後的覆診，他的腹部已回復柔軟，腸胃消化也明顯好轉了。

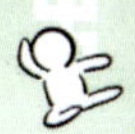

你有試過每逢考試等重要日子就會出現胃痛或肚瀉嗎？這是因為情緒壓力會影響腸胃蠕動和功能，甚至引起腸易激綜合症（IBS，又稱為大腸激躁症），一種持緒存在或間歇發作的腸臟功能紊亂疾病。

從中醫角度來看，木克土，所以當肝氣鬱結太過或疏泄不暢時，脾胃就會受到影響，從而出現肝胃不和和肝鬱脾虛等證候。這些症狀常見表現為當緊張或壓力大時會出現胃脹、腹痛或腹瀉等。此時，輕按兩側脅肋部位，會感到腸胃舒服一些，飲用薄荷水也能紓緩胃部的不適。

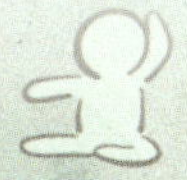

反覆出現的皮疹

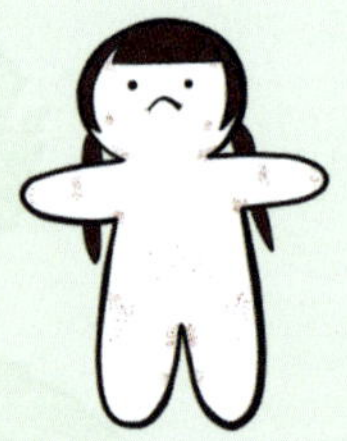

有位女士皮膚突然嚴重出疹。

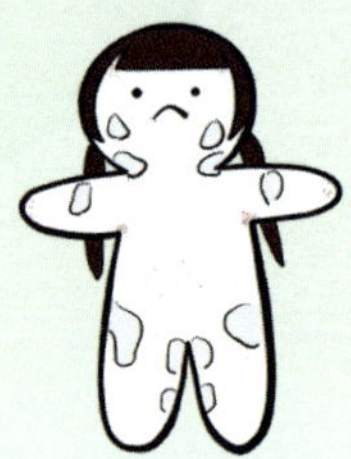

她嘗試過各種外用藥膏，但效果都不太理想。

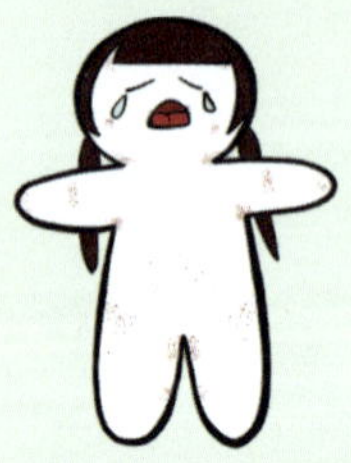

有天她看電影時，劇情內容觸動了她的往事回憶，痛哭了一場。

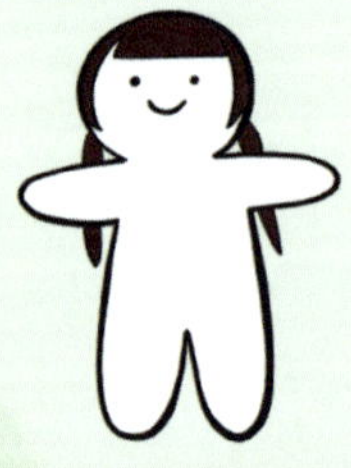

第二天醒來她的皮疹退去大半。

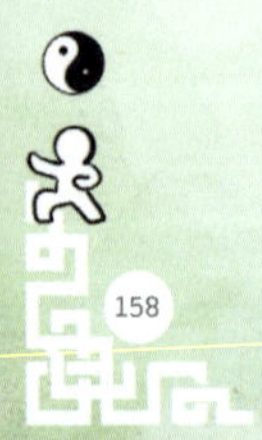

一位臨床心理學家朋友曾經和我分享，她觀察到在臨床時，很多情緒問題嚴重的人士都有皮膚病，而我在治療皮膚病患時，也發現當他們突然承受巨大壓力時，好轉中的皮膚問題都會突然加重，善於隱藏情緒的人很常會患上難以根斷的皮膚問題，例如痤瘡、濕疹和蕁麻疹等。

從中醫角度，過度悲傷會損傷肺氣，「肺合皮毛」，皮膚靠肺氣濡養，因此肺氣不足或不通暢會引起各種皮膚病。此外，當我們過度壓抑情緒或忍受壓力時，陽氣也同樣會受抑歇，令皮膚無法有效地進行氣機出入，因而形成各種皮膚病或皮膚過敏。

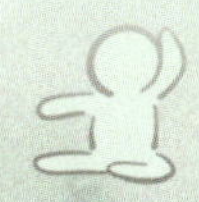

無法用言語溝通的孩子

你嘗試過靜心和自己對話，卻無法傾聽到內心深處的聲音嗎？

我們的內心中都有一個充滿童真的小孩子，他代表了我們內心最真實的想法，這個孩子的想法無拘無束，願意表達自己的情緒，而且從不說謊，喜歡就是喜歡，討厭就是討厭。也許有時他會對你過度理性的行為感到不滿，但他並非不講理，他最大的願望就是和你一起尋找屬於你們的快樂。

我曾經為一位堅強勇敢的女士治療情緒病，在治療過程中，我鼓勵她正視自己的內心想法，於是她開始接觸心中那位小孩子。初時孩子會躲起來觀察她的反應，後來孩子會偷偷站在她的身邊，正當她以為與孩子的關係變得親密，想加快進步時，孩子卻突然躲了起來，不願再和她溝通了，這讓她感到氣餒。原來她將自己一貫的習慣強加在孩子身上，希望孩子也能不顧一切地堅強勇敢，這種看似「正面」的想法，反而忽視了孩子和她真正的心理需求，傷害了她的心靈。

孩子在探索期是非常敏感的，我們的內心也是如此。當我們要改變舊有習慣或表露真實想法時，都需要極大的勇

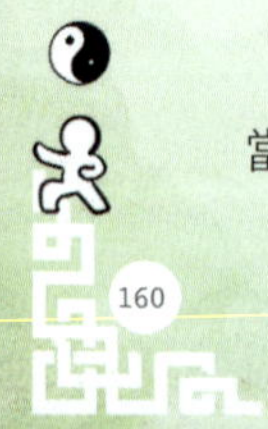

氣，所以若我們察覺到有可能出現危險，比如擔心他人無法接受真實的自己，或害怕自己的情緒會讓人感到厭惡等，這些都可能形成阻力，令我們內心拒絕改變。除了保持耐心，我們還可以營造安心的環境，創造合適的時間和空間，讓自己能夠循序漸進地改變。

欲速則不達，與自己溝通亦然。雖然我們和內心的孩子天生就有信任基礎，但當我們做一些委屈自己的事情，然後強求自己接受時，內心的孩子會感到傷心和被背叛。信任一旦出現裂痕，就需要時間和耐心去修補，所以不要心急，我們慢慢來好嗎？在面對失誤時，接受自己的不足也是成長的過程之一。

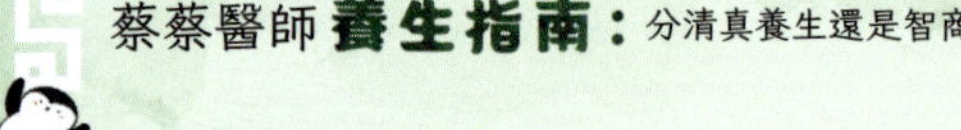

中醫的情緒平衡圈圈

中醫理論中將基本情緒分為喜、怒、憂、思、悲、恐、驚。這七種情緒可以歸類至五行之中，並應用在中醫的情志療法之中。

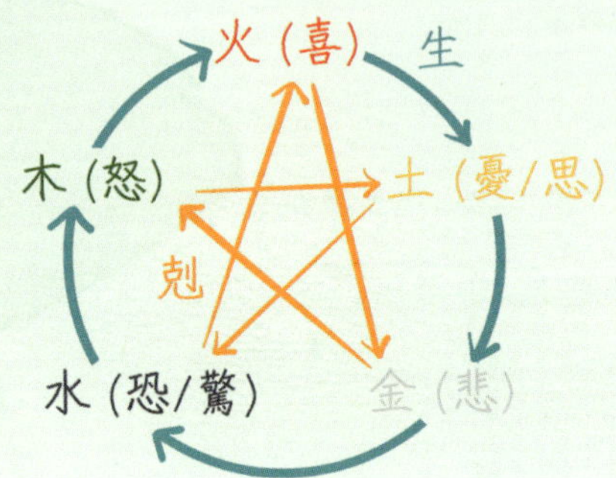

憤怒在五行中屬木。「怒則氣上」，當我們過度生氣時，因為肝氣上衝，可導致面紅耳赤、頭痛和眩暈等症狀，「怒髮衝冠」這個成語正是由此而來。如果我們過度壓抑憤怒，上衝的陽氣無法宣洩，可能會出現咽喉阻塞感（梅核氣）或胸悶等現象。若想調節憤怒之情，我們可以想一些令我們哭泣的事情，在發脾氣後哭出來，就會感覺沒那麼生氣了。

喜樂在五行中屬火。「喜則氣緩」，當我們過度喜樂時，因為心氣渙散，可導致失眠、心悸和疲倦等症狀。若想調節喜樂之情，我們可以進行一些需要思考的活動，例如閱讀，將過度的喜樂轉化為平靜，避免因過度興奮而損耗元氣。

憂思在五行中屬土。「思則氣結」，當我們過度思慮或擔憂時，陽氣會停滯鬱結，可導致腹脹、小便不暢順和肌肉疼

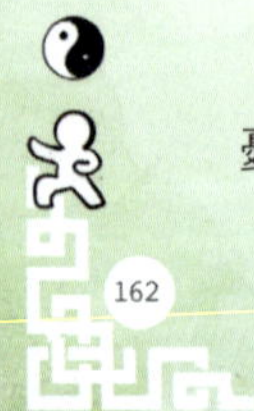

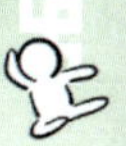

痛等症狀。若想調節憂思之情，我們可以進行伸展運動，幫助疏通陽氣，避免因鬱結過度而影響臟腑功能。

悲傷在五行中屬金。「悲則氣消」，當我們過度悲傷時，因為肺氣耗散，可導致呼吸不暢順、精神不振和無力氣說話等症狀。若想調節悲傷之情，我們只要轉換心情，做一些會令我們快樂的事情，或去曬曬太陽，都可以減低因過度悲傷而耗損身體陽氣。

恐懼在五行中屬水。「恐則氣下」，當我們過度恐懼時，陽氣會往下泄，可導致大小便失禁和突然耳聾等症狀。若想調節恐懼之情，我們只要認真分析事情和把思想一一列出來，就可以大幅減低恐懼的感覺。

受驚在五行中雖也屬水，但因受驚是外界因素突然引起的，因此對人體的影響較大，可直接影響心神。「驚則氣亂」，當我們過度受驚時，可導致驚悸不安、神志混亂或嚴重失眠等表現。在治療受驚，我們多用重鎮安神的藥物或調氣安神的針灸治療，以恢復氣血的正常運行。

在養生保健中，保持情緒平和是非常重要的。情志是致病的常見內因之一，情志失調不僅影響心理健康，更會引發各種身體症狀，因此適時抒發和調節情緒對維持身心健康極其重要。中醫強調治病求本，在現代社會巨大的生活壓力下，許多病症都需要從情志調理着手，才能從根本上解決身體問題。

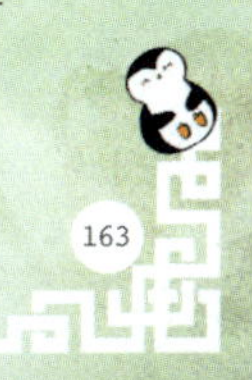

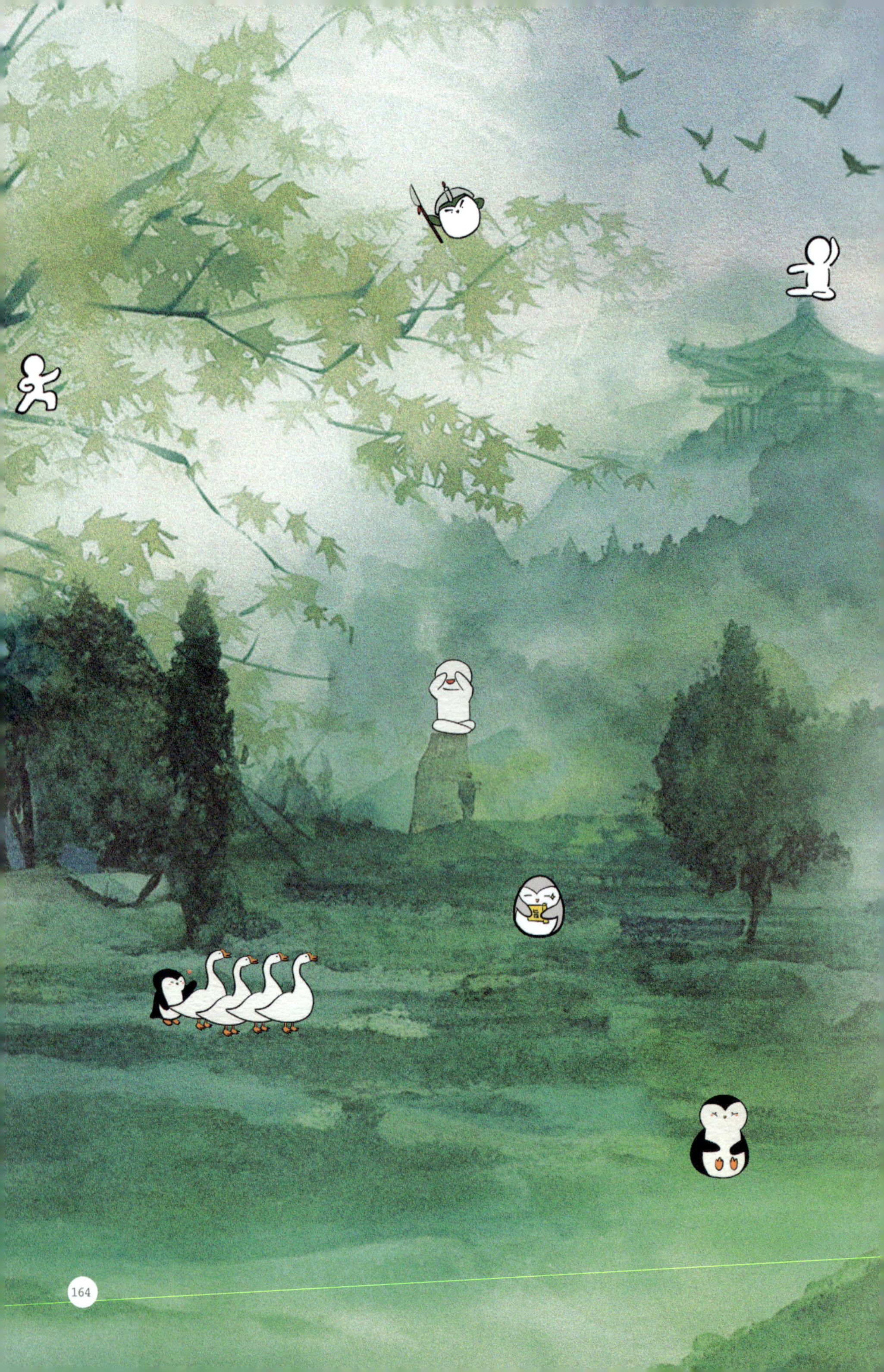

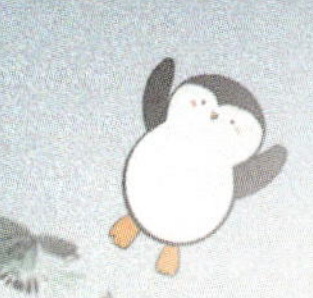

第四章節小結重點

· 身體健康和心理健康會相互影響。

· 我們可以透過身體症狀察覺心理情緒問題。

· 適當地釋放壓力和情緒會更健康。

· 改變心態和習慣時，持之以恆比速度更重要。

· 練習呼吸法可以幫助緩解情緒引起的症狀。

· 接受自己的不足也是成長的過程之一。

· 在改善健康時，身心兩方面同等重要。

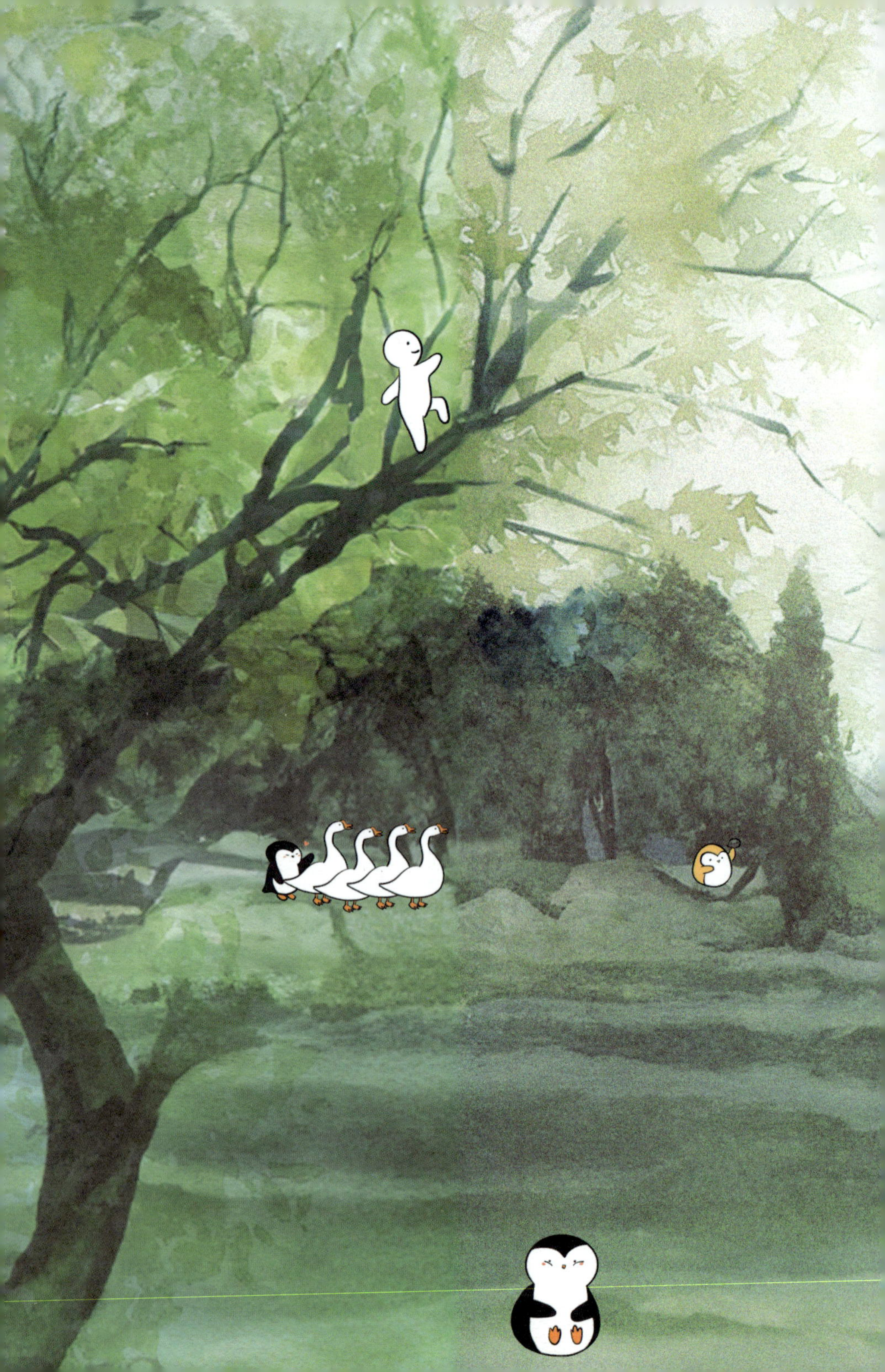

第五章：

即學即用的中醫調理方法

自我調理實用資訊和方法

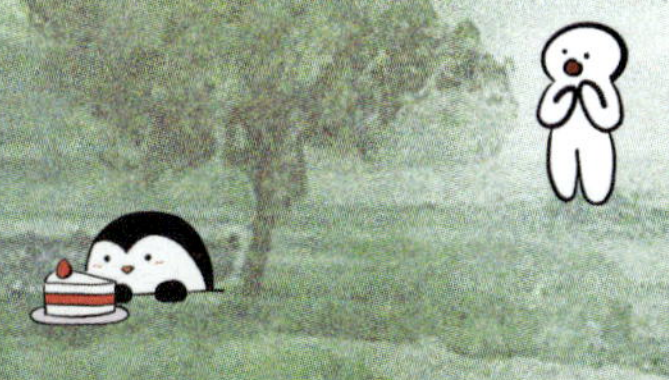

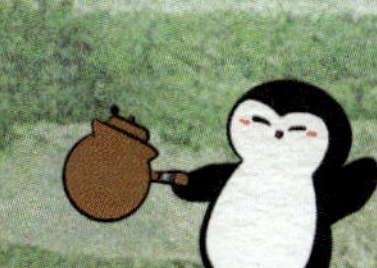

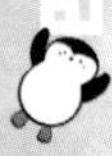

感冒初起怎麼辦？

傷風感冒在中醫都屬於外感的範疇，治療外感的主要方法為發汗解表。

小時候常常聽長輩說「焗出一身汗，感冒就會好了」，其實就是想透過出汗，把風邪排出，從而治療感冒，但單純透過悶焗地出汗，未必真正能解表，反而有機會加重病情。

外感是指有風邪（可挾寒邪、熱邪或濕邪）侵襲體表，從而出現全身痠痛、打噴嚏、流鼻涕、咳嗽、咽喉痛和頭痛等症狀。發汗解表是指透過出汗來排解表邪，這個方法只適用於氣血充足，而且感冒初起時。如果身體虛弱，強行出汗會令氣血更弱，反而會加重外感。當感冒已發作一段時間，外邪有可能已入裏，此時單純發汗解表未必能治癒感冒，必須表裏同治，才能根治感冒，而不會出現久咳等「後遺症」。

感冒初起時，我們可以使用蔥白（即青蔥的白色部分）來幫助發汗解表。蔥白性質溫和，長者和小童都能服用。只需用少量開水沖泡三段蔥白，先嗅聞蔥白水的香氣，再飲用，對輕微的外感症狀特別有效。

若是風寒挾濕，感冒初期會出現全身疼痛、頭重或水腫等表現，此時可以飲用生薑皮水，發汗散寒祛濕。原本是痰濕

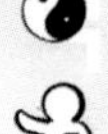

體質的人士若患上風寒感冒，也可以飲用生薑水，生薑連皮效果更明顯。

若是風熱外感，感冒初期會出現咽喉乾或微痛、眼乾澀或微紅等表現，此時可以飲用菊花水或薄荷水，可幫助驅除外感風熱。

此外，在上背部風門穴和肺俞穴附近刮痧或拔罐，都能幫助驅除風邪，治療感冒。可是以上方法只適用於感冒初起，一般是指患上外感的第一天內，如果感冒症狀持續加重或出現高燒不退，應及時就醫診治，不建議過度依賴自行調理。

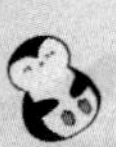

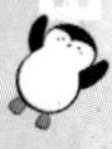

飲酒後怎快速解酒？

酒性辛溫，酌飲可以行氣活血和溫中散寒，但多飲會耗損氣血或引致濕熱。很多人在飲酒後都會出現不適的症狀，這些都與酒的特性有關，我們可以根據不適原因，選擇快速緩解飲酒後不適的方法。

酒性辛散，容易損傷陰血和引致肝氣上衝。當肝氣上衝至頭部時，會出現頭痛和頭暈，此時我們可以按壓足部足臨泣穴幫助降肝陽。另外，用手指輕輕拭擦頭部，能幫助疏散頭部積聚的陽氣，緩解酒後頭痛。

當在暢飲時，大量液體驟然進入胃部，若脾胃無法及時運化水液，便會形成痰濕。當酒辛散之性引動胃中水濕上衝時，會導致噁心、嘔吐或心跳加快。我們在飲酒時同時進食，可以減低胃中水濕上衝的機會，建議選擇一些健脾胃或偏苦的食物，如堅果和陳皮。飲酒後翌日，可食用一些健運脾胃的食物，如薏苡仁飯、南瓜湯和生薑紅糖水等，以減低對飲酒對脾胃的傷害。

飲酒後出現口渴，是因為陰血受損，加上脾胃水濕停滯，津液無法上輸至口腔。此時若飲用大量清水來止渴，反而會加重脾胃中的水濕停滯，令到噁心加劇和感到全身沉重疲倦，改為飲用陳皮水、蜂蜜水或連皮的檸檬水，有助減低酒後脫水和口渴的問題。

此外，在《本草綱目》中有記載，紅柿、橙皮加鹽或糖、柚子、葛根、葛花和綠豆粉等都能解酒毒，酒後適量食用，可減輕飲酒對身體的損傷。經常飲酒的人士容易形成濕熱體質，因此可定期飲用五花茶、綿茵陳或雞骨草等涼茶清熱祛濕。

在日常社交和特定工作場合當中，我們有時難以完全避免飲酒，但請謹記酗酒有害身體，少酌怡情，切勿貪杯。

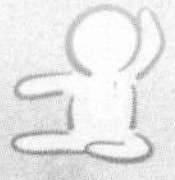

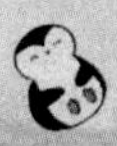

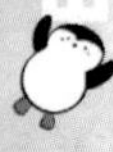

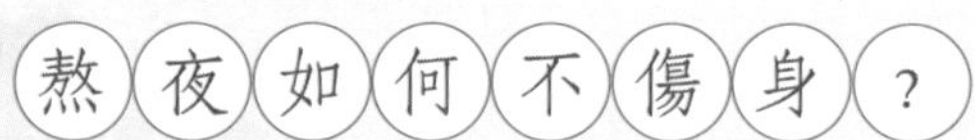

熬夜如何不傷身？

從中醫角度，在晚上十一時或之後入睡已算是熬夜。晚上十一時至凌晨一時（子時）是天地之氣由陰轉陽的時段，這段時間或之後入睡，會影響睡眠質量，甚至會令我們難以入睡。雖然避免熬夜是最佳選擇，但若實在無法避免，以下方法可以減輕熬夜對身體的傷害。

熬夜不僅會擾亂人體的生理時鐘，還會損傷陰血，引發頭暈、心悸、皮膚乾、脫髮和記憶力減退等問題。在熬夜後，適量進食一些養陰清潤的食物，如蜆肉、蓮子、秋葵、蓮藕和淮山等，可減低熬夜對陰血的耗損。

在熬夜時，可以飲用菊花杞子水清虛火，能減輕心煩易怒的情況，也能減少因熬夜引起的陰虛陽亢，有助我們在熬夜後快速入睡補眠。晚上九時後，我們應該避免飲用咖啡或濃茶，以免進一步損耗陰血。若想飲用茶類提神，可選擇清淡的白茶或綠茶。此外，在熬夜時要注意保持適度的室內溫度和濕度，避免過於乾燥或悶熱的環境加重陰虛陽亢。

陰虛體質人士在熬夜後不適症狀會更加明顯，若需要經常熬夜的人士，建議配合中藥或針灸調理，讓身體盡量維持在氣血平衡的狀態，然而，最重要的還是及早調整作息時間，讓身體回復正常的生理節奏。

工作後眼睛疲勞怎麼辦？

我們工作經常需要長時間使用電腦和手機，長期注視電子屏幕容易引致眼睛疲勞，要保持眼睛清澈明亮，就要確保有足夠氣血上注眼睛和眼周氣血通暢。

在小學期間，我的學校在每天午膳時間後，都會進行保健眼操，當時我只覺得按壓面部痠痠的很有趣，不相信簡單幾個動作就能改善眼睛健康，減低近視。但在學會中醫後，才理解原來這套保健眼操沒有一個多餘的動作。

保健眼操

這套保健眼操原本有四個在眼周按摩的動作，針對需在大壓力的工作人士，我再加入了第五個動作，加強放鬆效果。

第一個動作是用雙大拇指揉按攢竹穴，即眉頭的近端，持續十至十五秒，對於經常眉頭深鎖的人效果特別明顯。如果要快速放鬆眼部肌肉，可以揉按攢竹穴下方，目眶緣痠脹的位置。

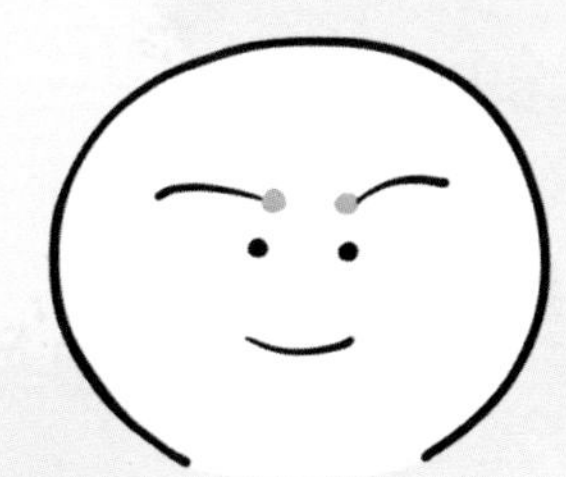

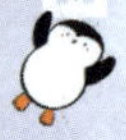

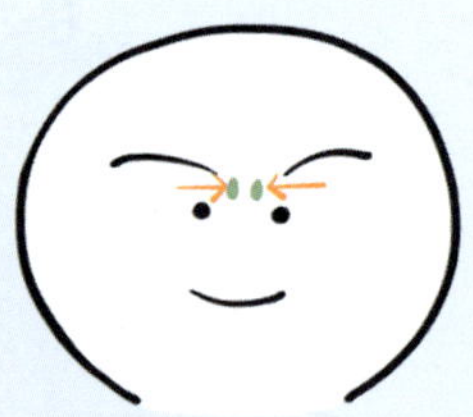

第二個動作是捏按鼻樑山根部位，反覆捏按約十至十五下。

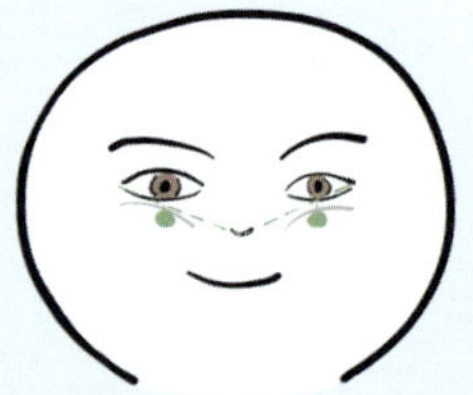

第三個動作是揉按兩四白穴，即眼睛下方瞳孔直下，鼻尖與目外眥連線的中點，揉按十至十五秒。

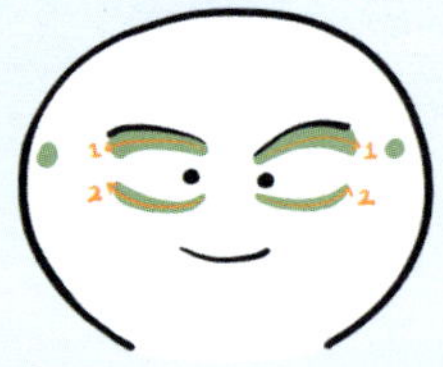

第四個動作是揉眼眶，用大拇指按在眼外側的太陽穴，用食指內側由內而外地揉眼眶上方和下方，上下各十至十五下。

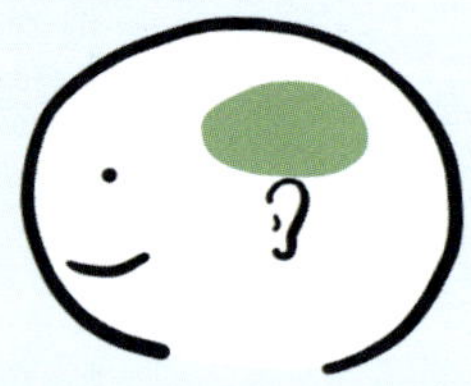

第五個動作是按壓頭部兩側顳肌，耳朵上方的位置。

在完成保健眼操後，我們可搓暖手心，放到雙眼上，或以眼部暖包溫暖眼框，進一步改善眼周氣血循環和放鬆眼周肌肉。

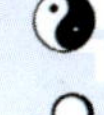

有甚麼好的止咳方法？

止咳前，我們要先分辨咳嗽的類型，主要需分辨有沒有痰和咳嗽的寒熱性質，以下是一些紓緩輕微咳嗽的食療方法。

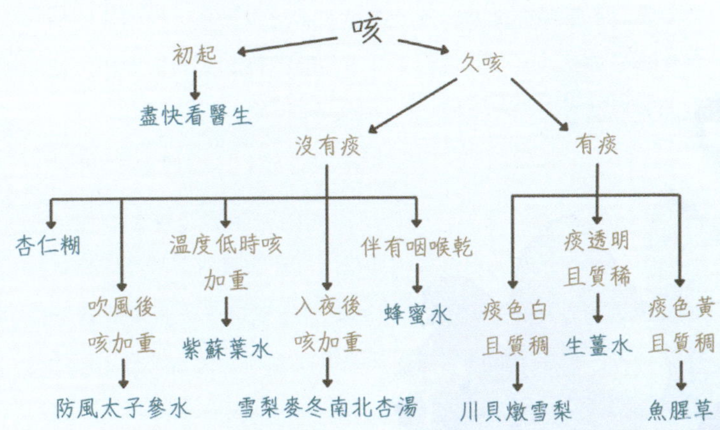

咳是肺氣上逆的表現，其成因可能是外感，也可能是其他臟腑氣機失調所致。突發性咳嗽通常源於外邪侵襲，我們可以按壓手掌上的魚際穴，以緩解咽痛和咳嗽症狀。若咳嗽持續不癒或逐漸惡化，應及早就醫診治。

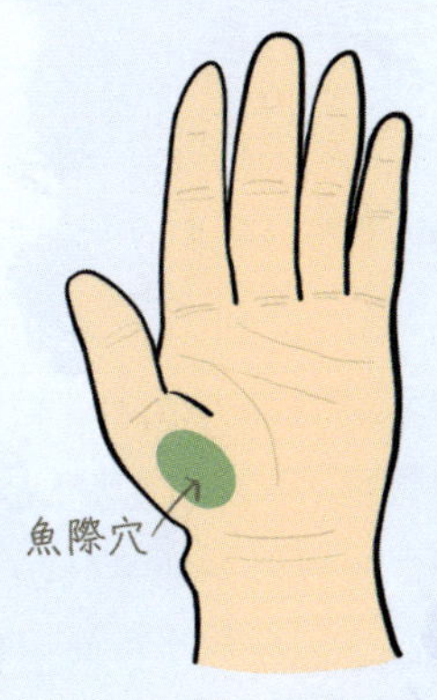

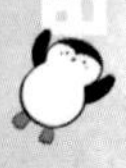

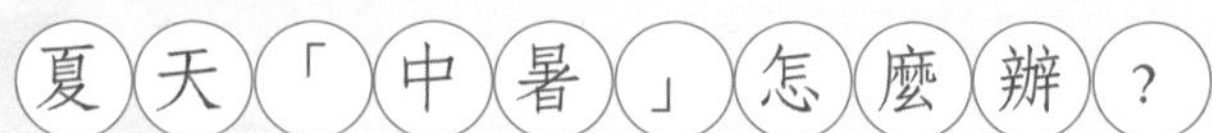

中醫中的「中暑」與現代醫學所提及的中暑並不一樣，是指身體受到暑邪侵襲，可以簡單地理解為身體的體溫調節機能失調，體內熱能有效無法外散，從而引起頭暈、頭痛、噁心和口渴等一系列症狀，熱衰竭和輕微中暑也歸類為中醫「中暑」。暑邪性炎熱，多挾濕，當濕熱內困時，我們會感到身體持續地熱（不一定體溫高）、四肢困倦、食欲不振和大便黏溏等症狀。

要緩解輕微的暑氣，我們可以食用有消暑功效的食物，如綠豆沙、豆腐花、西瓜或用西瓜皮（西瓜翠衣）煲湯。這些食療最適合在中午和下午食用，雖然正午是一天內陽氣最旺盛的時段，容易令體內暑氣更加熾盛，但到了黃昏時分，天地陽氣逐漸下降，地面反而會更加悶焗，即使氣溫不高也較易出現「中暑」。另外，這些食療應該在室溫下食用，若剛從雪櫃取出食用，它們會沾上寒濕之氣，容易損傷脾胃。

若已經出現輕微中暑或熱衰竭症狀，我們應立即採取應急措施。首先，我們應迅速移動到陰涼通風的地方，避開炎熱的太陽和悶焗的地方。之後，我們應用物理方法逐步降溫，包括解開緊身衣物，讓汗水更易揮發，也可以溫水擦拭頸部和腋下等位置，切勿用冰水，以免因溫差太大而令皮膚腠理收縮，減慢汗出散熱。同時，我們應飲用含電解質的飲品，如淡鹽水或運動飲料，也可以飲用有助消暑的椰子水和西瓜汁。如果已出現意識模糊等嚴重的情況，必須立即求醫。

如何紓緩皮膚痕癢？

皮膚痕癢有兩大原因，第一是皮膚氣血不足而出現乾燥，第二是皮膚下積聚過多氣血，要紓緩皮膚痕癢，首要辨別痕癢成因。

當氣血不足，無法濡養皮膚時，皮膚會變得過度乾燥，進而出現皮膚痕癢、皸裂或脫屑等症狀，這時我們需要同時「補水」和「鎖水」。「補水」分為內調和外補兩個方法，外補主要用水潤的潤膚膏，內調以補肝血和養肺陰為主，常用當歸、女貞子、麥冬和玉竹等中藥。「鎖水」指防止水分流失，可以用較如甜杏仁油、凡士林和橄欖油等較厚身的油膏類外塗，或俗稱豬皮的使用人工皮膚，為受損皮膚加一層保護膜。

企鵝保濕小秘技
混合油和潤膚霜

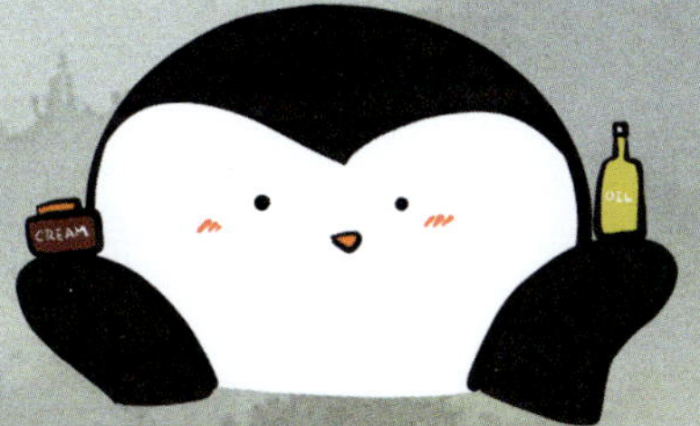

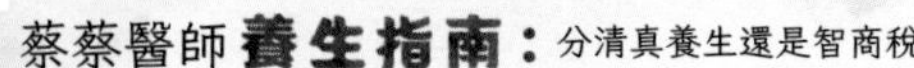

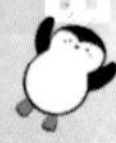

如何解決長期便秘？

成人正常的大便次數是每天一至三次，順暢呈條狀。長期便秘不一定是大便硬的問題，也可能因為腸臟蠕動功能低下，部分人甚至會因壓力過大而反覆出現便秘，例如腸易激綜合症患者。因此我們要先分辨長期便秘的原因：是推動大便排出的能力低下，還是因大腸津液不足而難以排出大便。

若多天未排便，卻沒有便意，你可以透過腹部熱敷來促進腸道蠕動。如果大便乾硬，可多食用一些清潤的食材，如乳酪、火龍果、奇異果和橄欖油等。當便秘伴隨腹脹、口苦、口臭和煩躁等症狀，可飲用火麻仁或決明子茶來疏通大腸腑氣，作為初步緩解（治標）。要徹底解決長期便秘問題，關鍵在於調理體質，常出現便秘的體質包括陰虛體質、氣虛體質、陽虛體質和氣鬱體質。

此外，我們可以透過按摩不同穴位來幫助排便，配合熱敷腹部，可以加強腸臟蠕動。我們一起來試試幫助排便的按摩操吧！

排便按摩操

第一步：
按壓手部合谷穴十次。

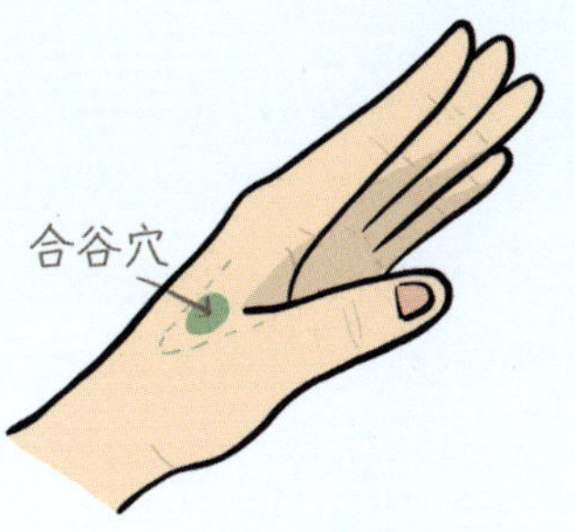

承山穴 承山穴

第二步：
按壓小腿承山穴十次。

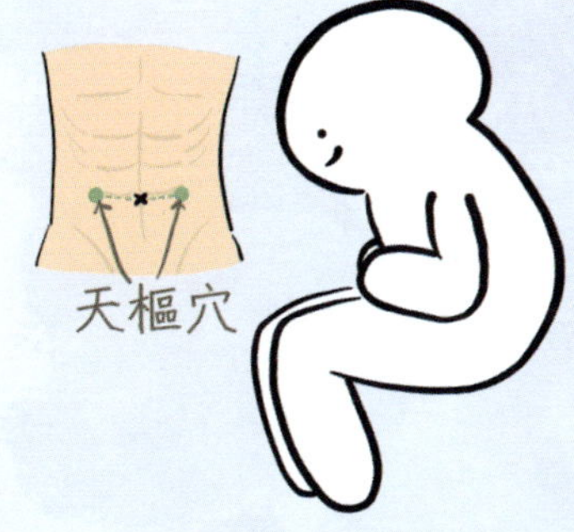

第三步：
微捲腹，揉按腹部天樞穴三十秒。

右 左

第四步：
以自身的右上左下方式推揉腹部，反覆進行十次。

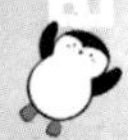

吃錯東西腹瀉怎麼辦？

吃錯東西後腹瀉是身體為了排出有害物質的自然反應，是身體一項重要的自我保護機制。雖然腹瀉能幫助排出有害物質，但過度腹瀉會耗損脾胃氣血，導致身體虛弱，因此我們應學會觀察腹瀉情況，在適當時候健脾止瀉，最大程度地減少對身體的損傷。

在腹瀉初期，我們讓身體自然排出有害物質，因此只要是在排便後感到稍微舒服些，便無需急於止瀉，但若在排便後感到全身乏力疲倦或呼吸不暢順，便有可能是陽氣受損的徵兆，此時需盡快調補脾胃或進行止瀉。若腹瀉持續不止，或伴隨發燒、嘔吐及嚴重腹痛等症狀，應立即就醫。

腹瀉期間，我們應避免刺激腸胃，以免加重泄瀉情況，我們可以選擇短暫禁食，讓腸胃稍作休息，或食用一些容易消化的食物，幫助脾胃功能恢復。若在腹瀉後感到疲倦，且進食會加重腹瀉，我們可以飲用生薑紅糖水或粥水（即熬粥後除去米粒，剩下來乳白色的米湯），並適當地補充電解質，這樣能改善因泄瀉而出現的脫水和氣血虛弱。

當腹瀉過後，我們可以食用一些健運脾胃的食療來恢復脾胃氣血，例如陳皮蓮子粥、南瓜湯和淮山飯等。此外，我們還可以進行一些健運脾胃的功法，如八段錦中第三式「調理脾胃需單舉」，以幫助恢復脾胃升降的氣機運行。

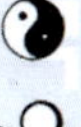

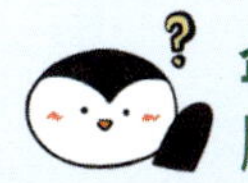

企鵝小知識：
腹瀉是一種大掃除？

當身體內出現廢物阻塞（邪實），身體就會啟動自我保護機制，找出最短的途徑將廢物清出體外（瀉法），其中針對下焦邪實的瀉法是「下法」，即透過排便的方式排出廢物。

如果下焦有寒邪，我們可能會出現劇烈腹痛，或在腹部摸到硬塊，腹部一般較冷且喜歡熱敷，女士可能會出現月經延後及經量減少，並伴有明顯經痛的情況。如果下焦有熱邪，我們的大便會比較臭，而且會便意來勢急，難以忍耐，排便後肛門會感到灼熱，亦有可能會伴隨便血症狀。如果挾有濕邪，則會出現黏溏難清的大便，或有排便不盡的感覺，可能伴有肛門重墜和發癢，嚴重的下焦濕熱會引起肛門或臀部濕疹。

當透過腹瀉排出邪實後，全身氣血會變得較為通暢，很多不適症狀會隨之減輕，如唇周或下巴的痤瘡、肘膝關節的皮疹、腹部色素沉着和下肢水腫等，因此腹瀉有時可能是身體在進行自我清理，是一種健康的腹瀉。

然而，有種腹瀉對身體有害無益，就是因脾腎虛弱引起的腹瀉。當脾腎虛弱，身體無力固攝氣血，氣血因而外泄，從而引起腹瀉。此類的腹瀉會在我們疲累時加重，大便中可能會見到未完全消化的食物，且腹瀉後會感到更加疲憊。對於脾腎虛弱型腹瀉，我們需要溫陽健脾補腎，艾灸和中藥治療都可以有效治療。

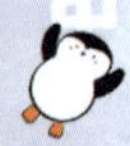

如何舒緩喉嚨痛？

喉嚨痛通常由外感、過度使用聲帶或空氣乾燥等原因引起。從中醫角度來看，喉嚨痛多屬風熱或陰虛火旺所致，痊癒速度與體質有密切關係。

當出現喉嚨痛時，我們可以用海鹽水漱口，把海鹽水含在口中約五至十秒後吐出，盡可能讓海鹽水與咽喉部接觸，除了可以幫助消炎外，還可以滋水降火，對於感冒、炎症或陰虛體質引起的喉嚨痛都有幫助。

如果伴有明顯灼熱感或刀割感，可以飲用薄荷甘草茶，取約三克乾薄荷（或少量新鮮薄荷）加上兩片生甘草，用熱水焗約一分鐘後飲用，這能幫助紓緩咽部炎症和咽部糜爛的情況。

如果感到喉嚨乾痛而無痰或其他不適，此類多為燥熱或陰虛火旺的喉嚨痛，可以飲用室溫蜂蜜水滋潤咽喉，若伴有聲嘶和失聲，則可飲用羅漢果水。

除了食療，我們大拇指的少商穴和手腕部的陽溪穴都能幫助紓緩喉嚨痛，我們可以用指甲挫位於大拇指橈側（內側）指甲角邊的少商穴和位於手腕背側拇指下凹陷處的陽溪穴。

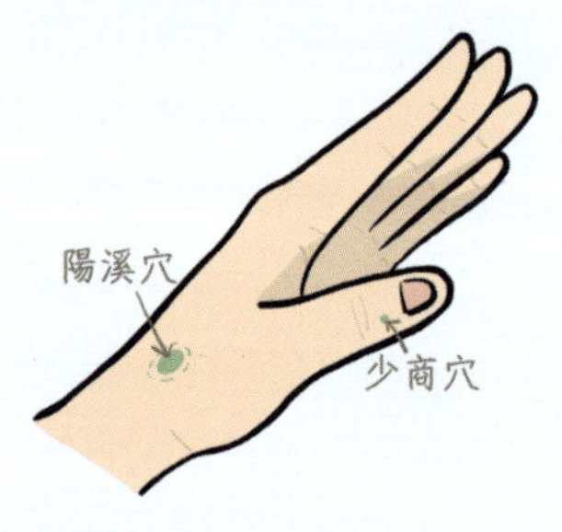

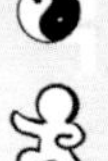

當出現喉嚨痛時，我們應避免食用辛香料和辛辣的食物。若喉嚨痛持續不退，或伴有發高燒、呼吸困難等症狀，應及時就醫。

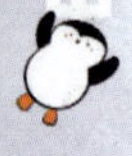

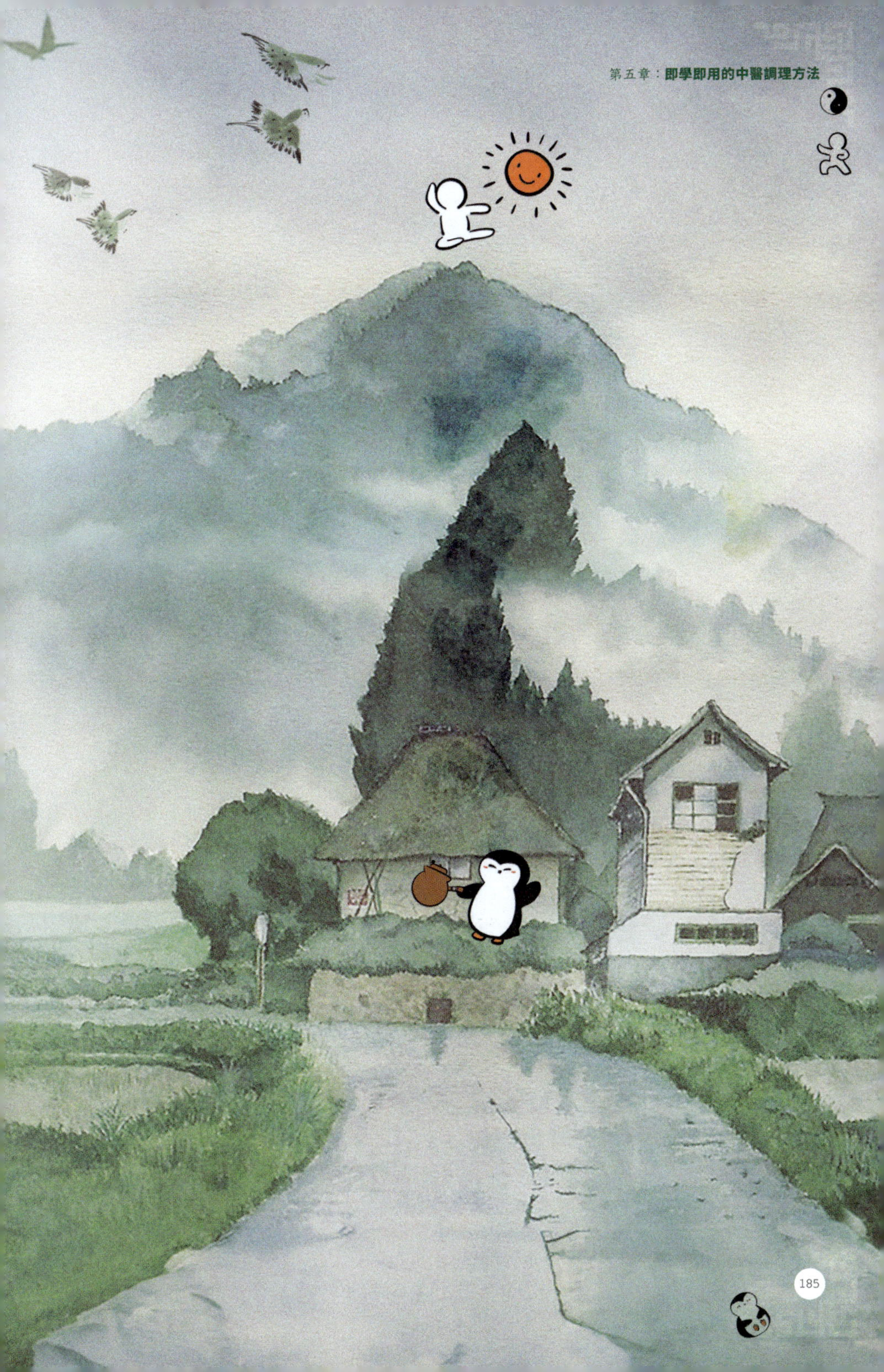

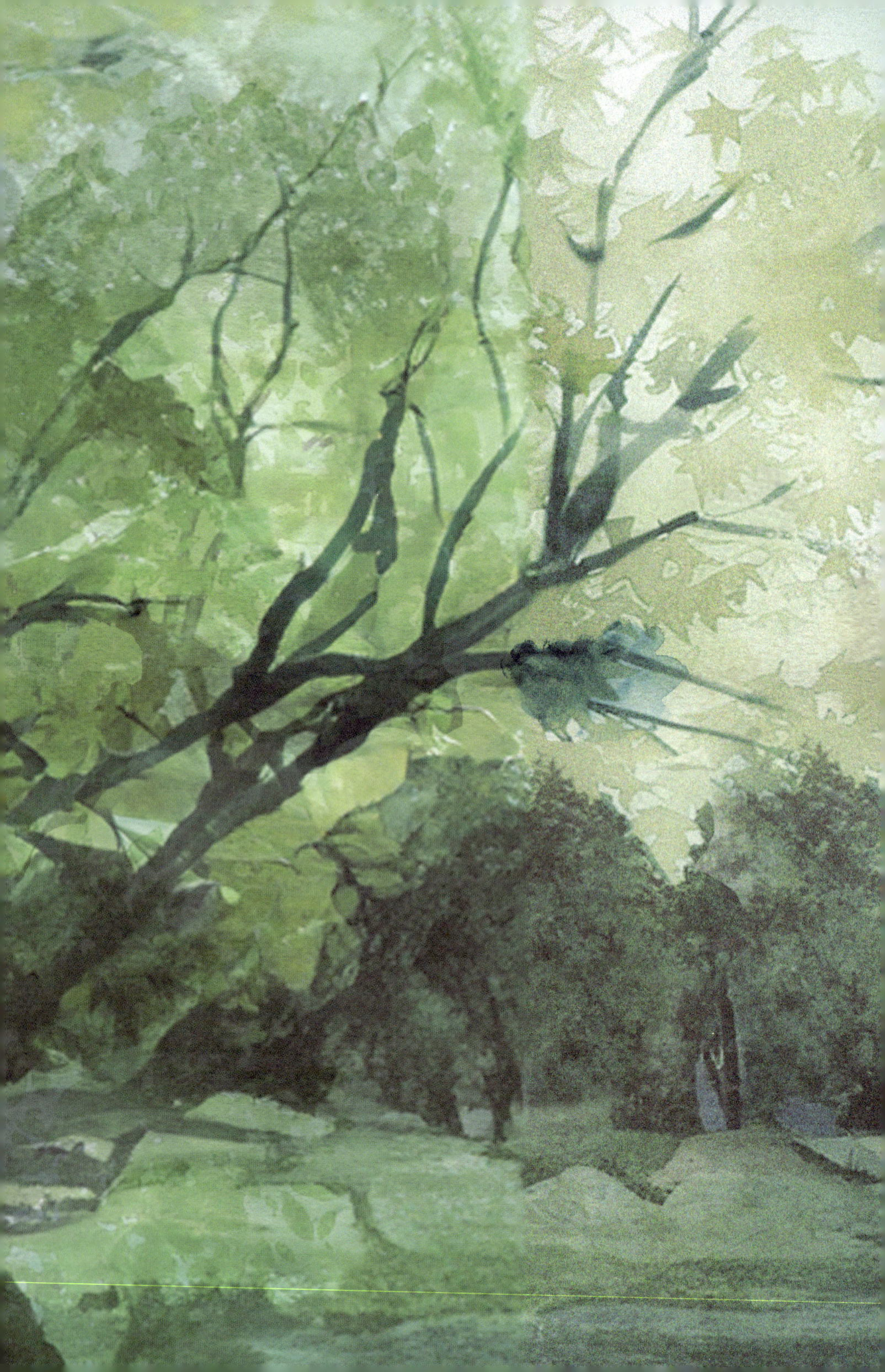

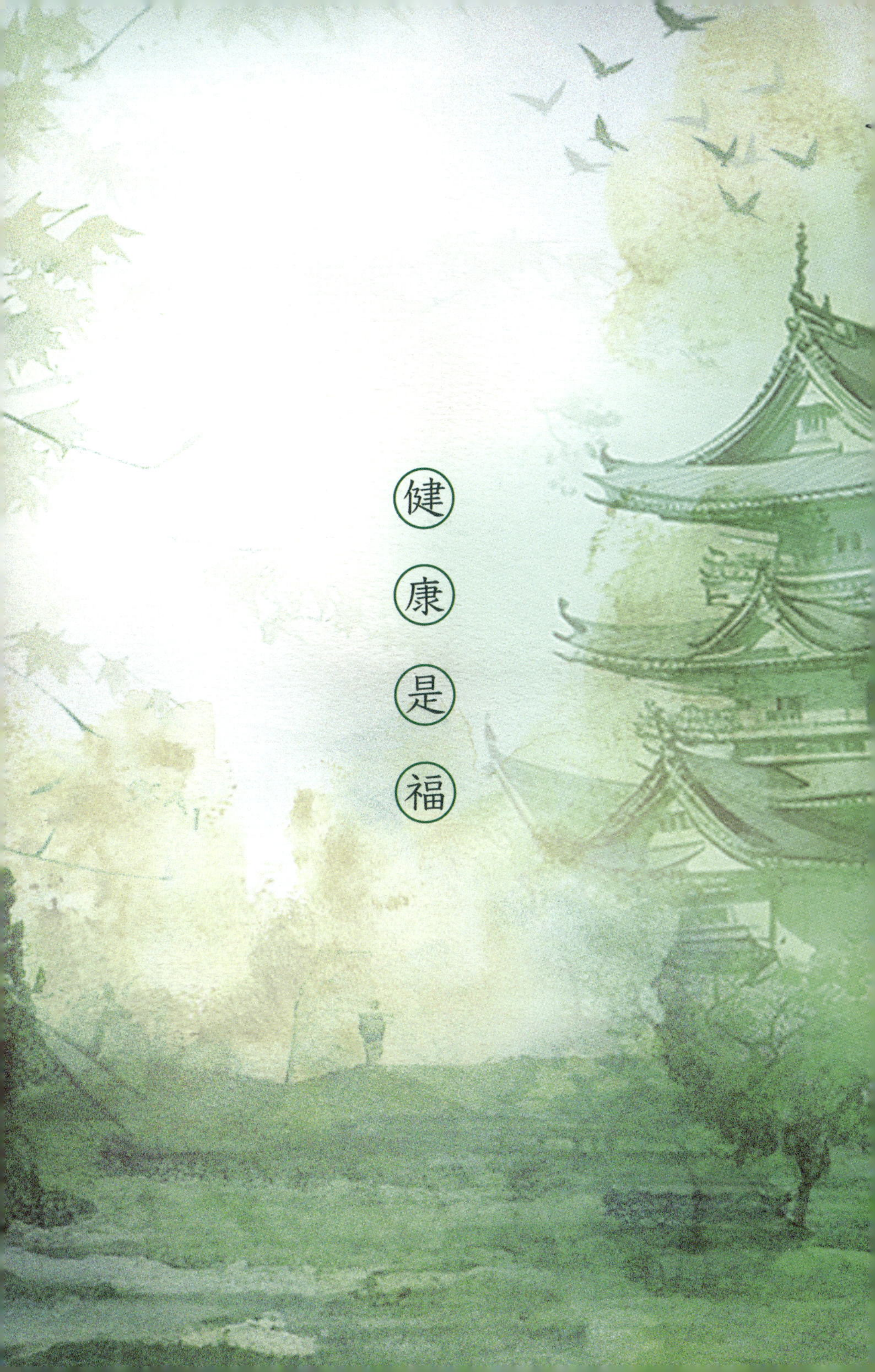
健康是福

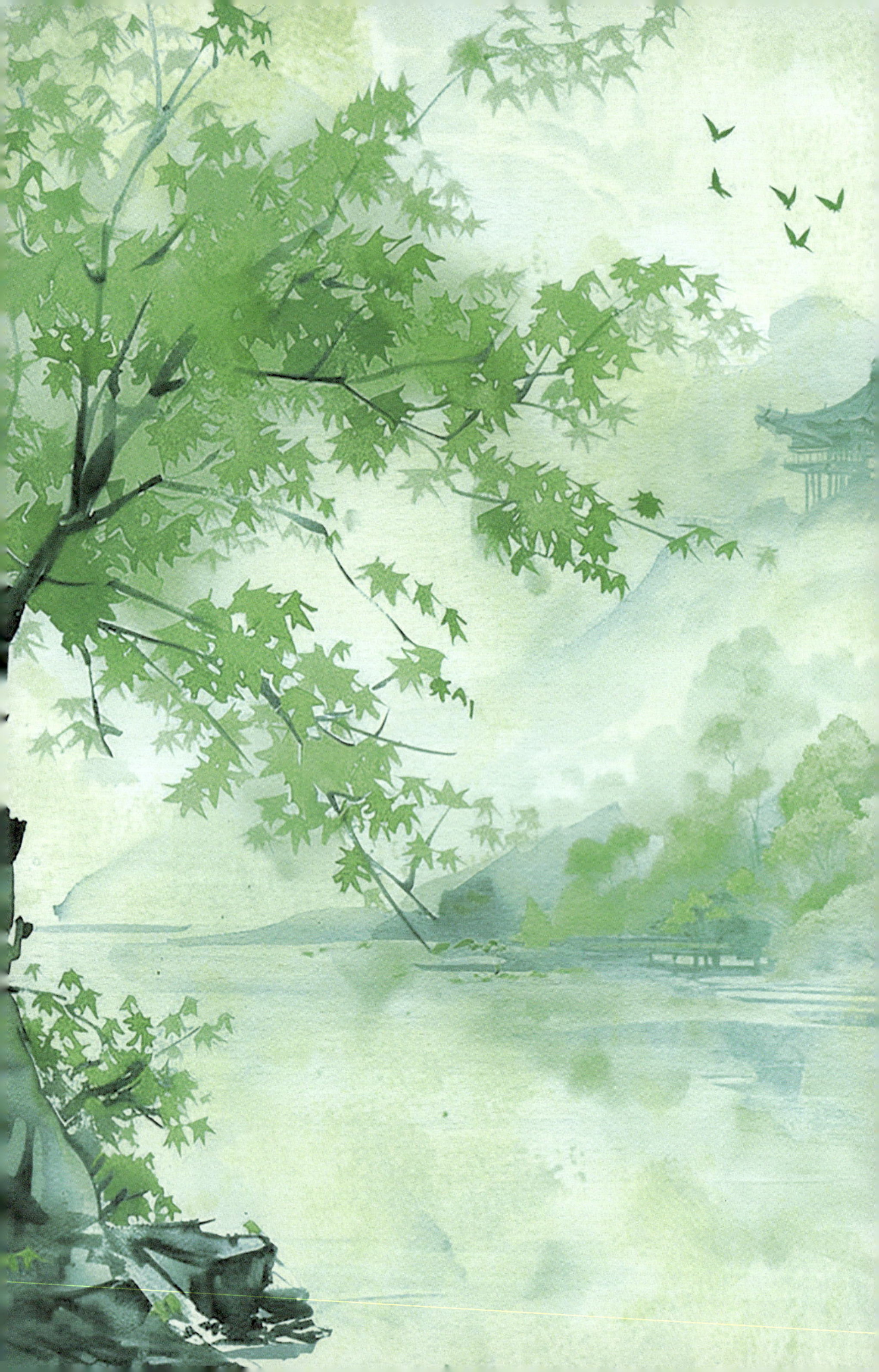

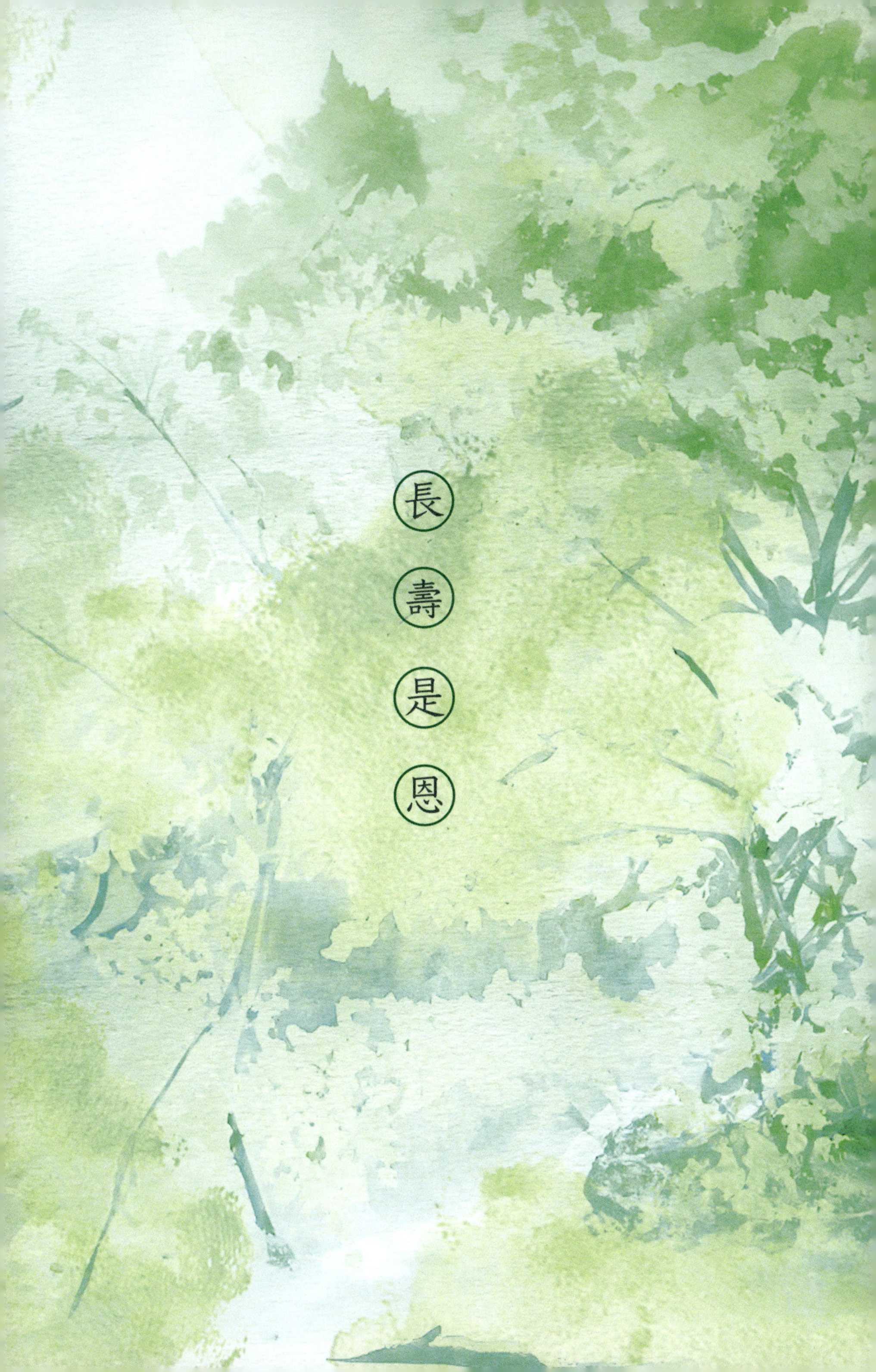
長壽是恩

Good Year 出版
本身有寫書的「腦細」
希望為香港出版界帶來新的經營模式，
鼓勵作者自由創作，
同時確保他們能獲取應得的收入；
並堅持僱用香港員工、
在香港印刷，
誓要成為真正的香港出版社。

蔡蔡醫師

養生指南：

分清真養生還是智商稅

作　　者：蔡雪筠（蔡蔡醫師）

出 版 人：卓煒琳

編　　輯：田中晴子

設　　計：#rickyleungdesign

插　　圖：蔡雪筠

出　　版：好年華生活百貨有限公司

地　　址：香港葵涌和宜合道 151-157 號
勝利工業大廈 5 樓 A 座 14 室

查　　詢：gytradinggroup@gmail.com

發　　行：一代匯集

地　　址：香港旺角龍駒企業大廈 10 樓 B & D 室

查　　詢：2783 8102

國際書號：978-988-70842-6-6

出版日期：2025 年 7 月第二版

定　　價：港元 $120

Printed in Hong Kong

免責聲明：本書所有內容和相片均由作者提供，內容和資料僅供參考，並不代表本出版社的立場。本書只供消閒娛樂性質，讀者需自行評估和承擔風險，作者和出版社不會承擔任何責任。

Good Year Publisher